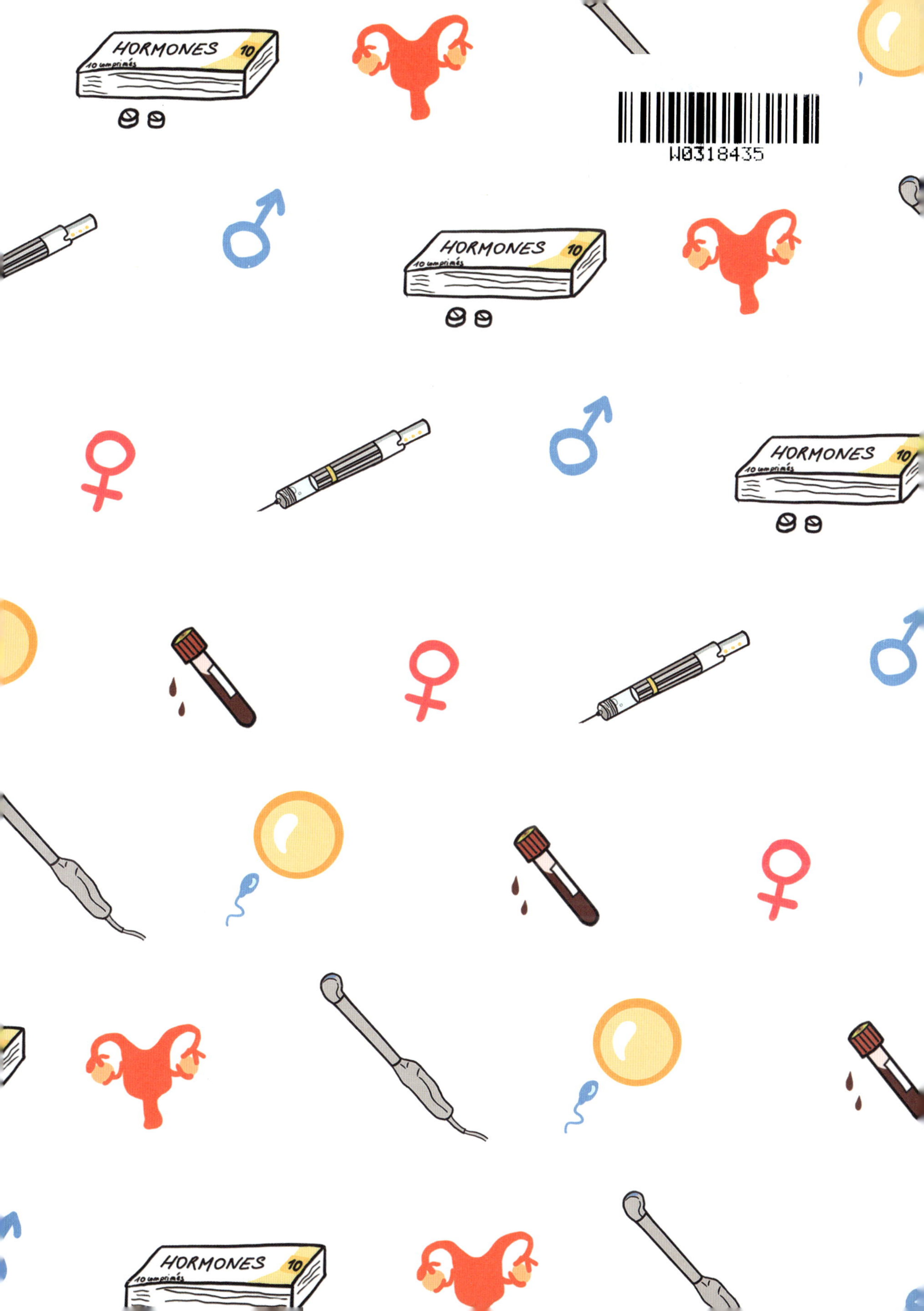
HORMONES
10
10 comprimés

Marion Salvat

# Le Kit de survie à la PMA

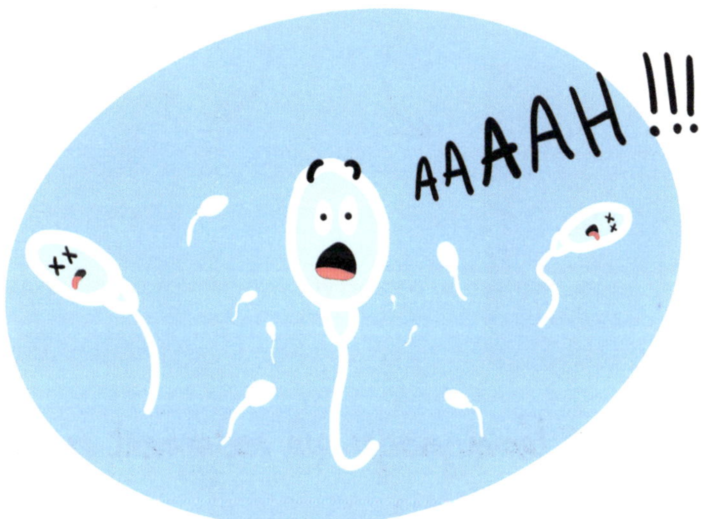


Discus Éditions

Réalisé en partenariat avec fiv.fr

# Du même auteur

(romans d'anticipation)

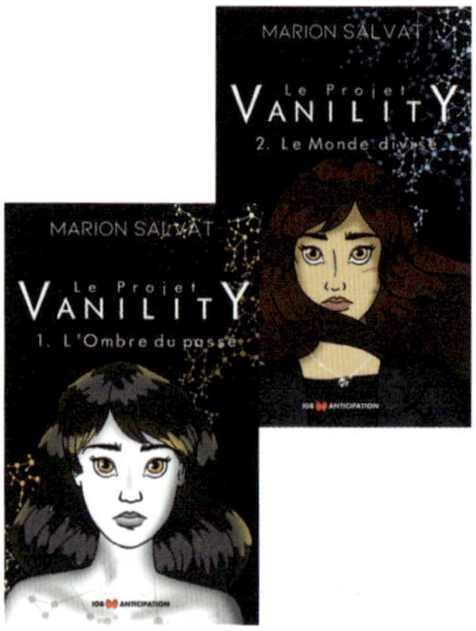


IGB Édition, collection anticipation

Le Projet Vanility - 1. L'Ombre du passé, 2020

Le Projet Vanility - 2. Le Monde divisé, 2020

Le Projet Vanility - 3. Les Derniers immortels, 2021

# Du même éditeur

## Le Carnet Colibri

qui vous accompagne durant vos

FIV

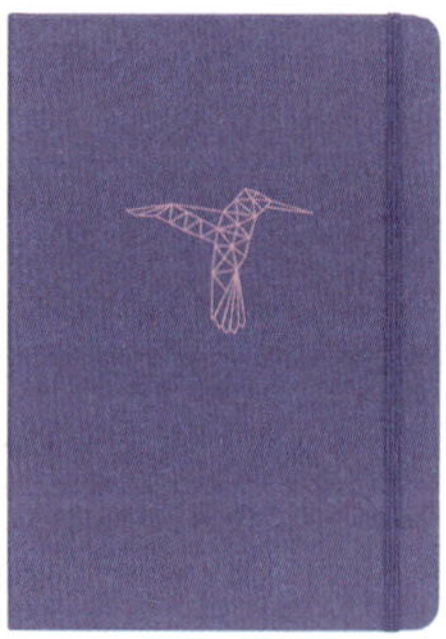

## Le Carnet Licorne

qui vous accompagne durant vos

Inséminations

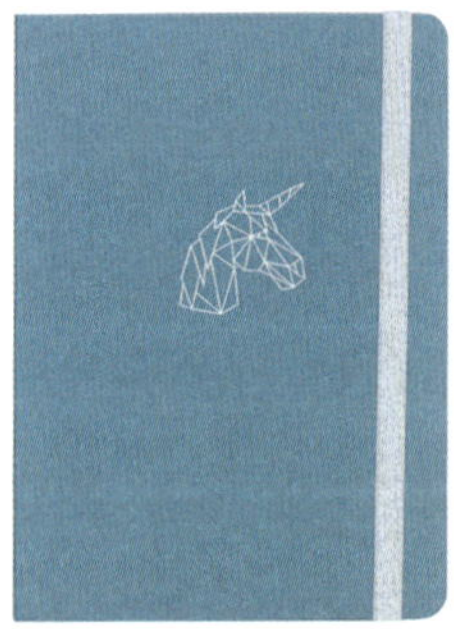

## FIV : 25 témoignages qui redonnent espoir

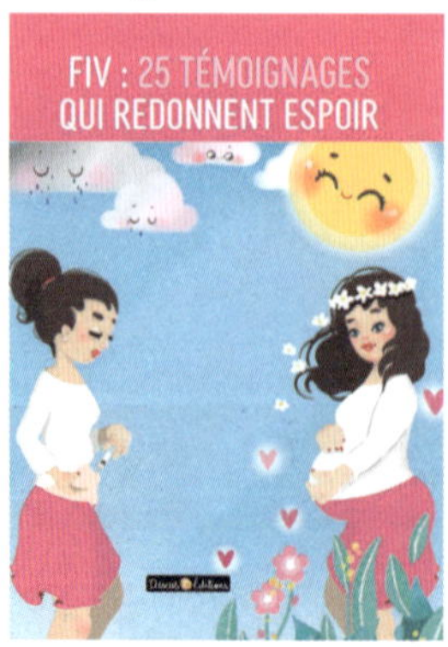

# Les experts de la PMA vous donnent leurs conseils !

## Professeur René Frydman

Gynécologue-obstétricien, « père » du 1er bébé FIV français en 1982

### « Soyez actifs sur les facteurs qui dépendent de vous. »

Les équipes médico-biologiques feront de leur mieux, mais vous de votre côté, soyez actifs sur les facteurs qui dépendent de vous (tabac, alimentation, sport, relaxation...). C'est cette conjugaison qui sera la plus gagnante.

## Docteur Nadia Kazdar

Responsable biologiste du laboratoire d'AMP du centre Pierre Cherest à Neuilly Sur Seine

### « Prenez soin de vous »

La PMA représente un parcours éprouvant avec parfois des échecs successifs qui s'enchaînent. La gestion du stress, prendre soin de soi physiquement et psychiquement optimiseront sans doute vos chances de réussite. Surtout ne pas vouloir aller trop vite, avoir confiance en soi et en l'équipe qui vous entoure.

## Docteur Nino Guy Cassuto

Responsable biologiste au Laboratoire Drouot et des laboratoires d'AMP de l'Hôpital des Bluets Paris 12, de l'Hôpital des Diaconesses Paris 12 et de l'Hôpital de La Fontaine de Saint Denis

### « N'attendez surtout pas avant de faire votre bilan d'infertilité ! »

En effet, le temps est le facteur le plus important pour un couple en désir d'enfant. Il ne faut donc surtout pas attendre 1 an comme on peut souvent le lire. Il faut consulter, avoir un bilan clinique et biologique et seulement après, suivant les résultats et l'âge de la femme, on pourra se permettre d'attendre...

## Professeur François Olivennes

Gynécologue-obstétricien, spécialisé en PMA, Paris 17

### « Ne regardez pas dans le rétroviseur »

Oubliez ce qui peut s'être passé avant. Concentrez-vous sur le présent. Sur les traitements que vous allez faire. Trouvez un médecin avec lequel vous vous sentez en confiance, ne passez pas votre temps à tout vérifier sur Internet et confiez-vous à lui. Il saura trouver le traitement adapté. Ne soyez pas affolé par le temps qui passe. Il n'y a pas de temps perdu lorsque l'on fait des examens pour essayer de comprendre le problème et choisir ainsi le meilleur traitement pour arriver au plus vite à la grossesse. Trouvez une attitude qui vous permettra au mieux d'éviter le stress du temps qui passe et donc cette habitude qu'ont les couples infertiles de vouloir que tout arrive au plus vite. Ne pas perdre un mois, une semaine ou un jour... tout ceci contribuera à augmenter vos chances de succès.

## Virginie Rio

Présidente et co-fondatrice du Collectif BAMP (Association de patients de l'AMP et de personnes infertiles)

### « Ne subissez pas, soyez acteurs de votre protocole d'AMP »

L'infertilité c'est une épreuve de la vie, c'est un parcours dont nous ignorons la durée et le résultat. Cette incertitude intrinsèque à l'AMP, est la chose la plus difficile à vivre. Certains d'entre vous ne feront qu'un passage rapide en terre d'AMP. Et c'est tant mieux ! Pour d'autres cela sera plus long, voire très long, interminable. Ne restez pas seul-e-s. Entourez-vous de gens avec qui vous pourrez parler sans tabou de cette épreuve de vie, de ce que vous ressentez, de ce que vous vivez. N'ayez pas honte, ce projet d'avoir des enfants est un très beau projet. L'infertilité n'est pas un tabou, ni une tare. Même si bien souvent vous allez éprouver des émotions comme la colère, la jalousie, ne vous égarez pas dans les limbes des émotions négatives. C'est une réalité, il faut pouvoir en faire quelque chose, sinon elles peuvent vite prendre toute la place et vous entraver grandement. Écoutez-vous, faites-vous confiance, c'est votre vie, vos choix, votre parcours d'AMP. Ne subissez pas, soyez acteur de votre parcours d'AMP et de votre vie qui va continuer autour. Trouvez ce qui va vous permettre de vivre cette épreuve le mieux possible. L'AMP ce n'est pas magique, mais la vie, elle est magique !

Pour tous les parents,
les en devenir, les manqués,
les auréolés de colliers de pâtes
et de pots à crayons garnis de papier mâché.

Marion

Cet ouvrage a été entièrement écrit à la main avec amour.

# Introduction

# Qu'est ce que la PMA ?

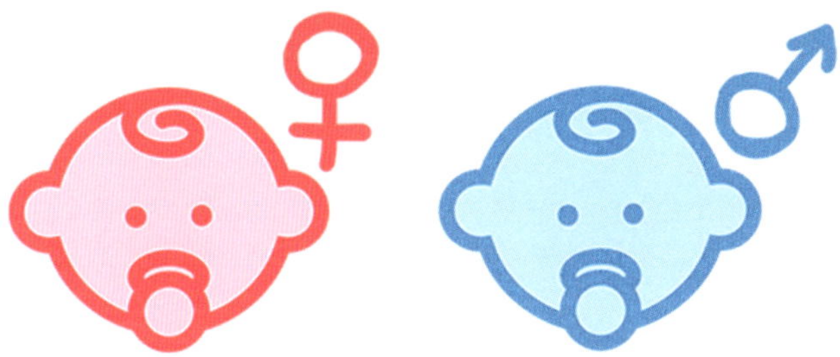

# Qu'est ce que la PMA ?

(aussi appelée AMP : assistance médicale à la procréation)

La Procréation Médicalement Assistée (PMA) est un ensemble d'aides cliniques et biologiques visant à aider les couples dits infertiles à avoir un enfant.

Cette définition ne vous aide pas ? Pas de panique !
Nous allons tirer tout ça au clair et, bientôt, la PMA n'aura plus de secret pour vous !

Pour commencer il nous faut un couple
qui souhaite avoir un enfant, mais qui n'y parvient pas.

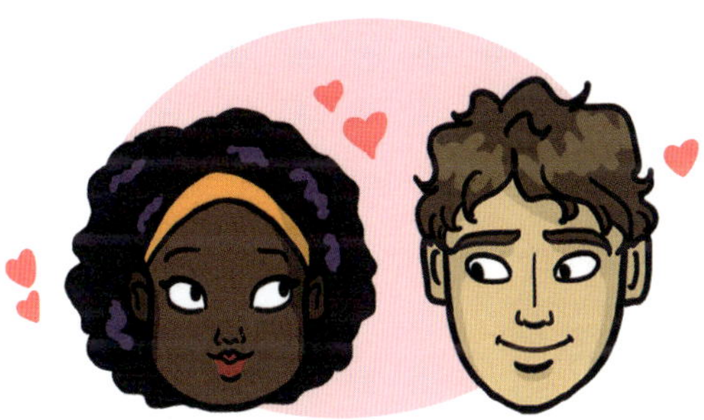

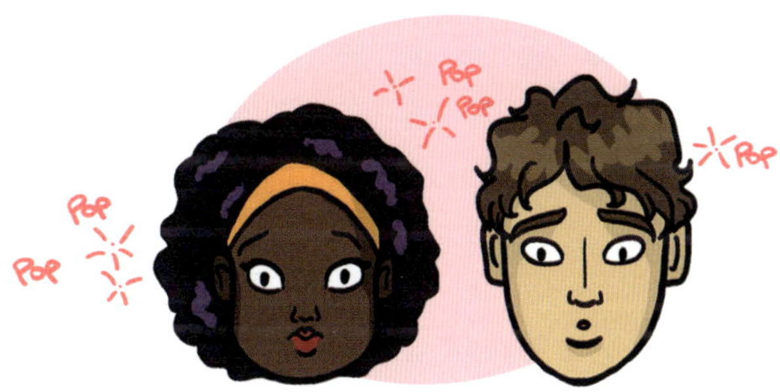


De plus, Madame et Monsieur doivent avoir tous les deux 18 ans minimum. Pour que les traitements soient pris en charge par la Sécurité sociale, Madame doit avoir moins de 43 ans.

Pour avoir accès à la PMA en France, les couples doivent se trouver dans l'une des deux situations suivantes :

- au moins l'un des membres présente une infertilité (ou stérilité) constatée lors d'un bilan d'infertilité.

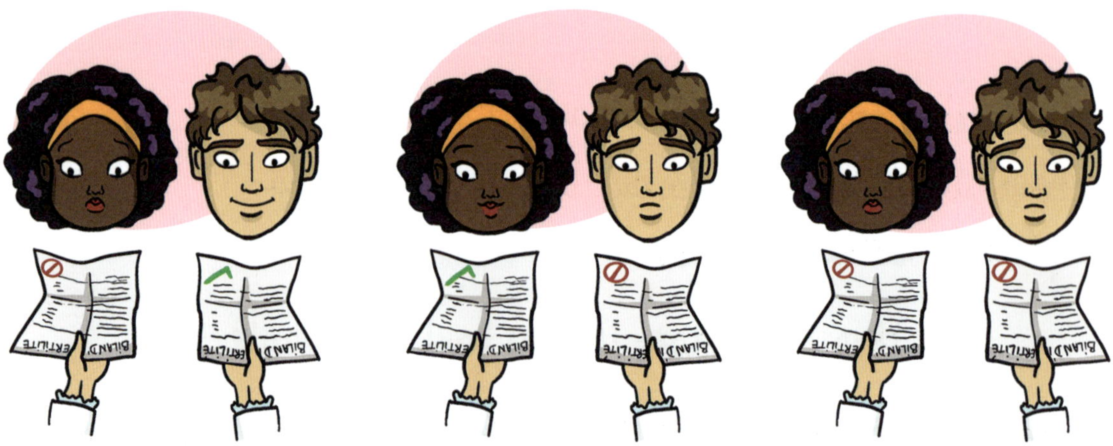

- l'un des membres est porteur d'une maladie grave susceptible d'être transmise au conjoint ou à l'enfant.

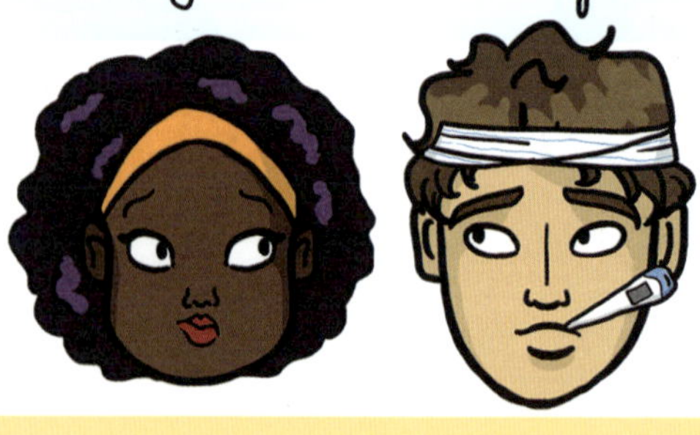

## BON À SAVOIR

**L'infertilité** est constatée lorsqu'un couple est inapte à avoir des enfants après 12 à 24 mois de rapports sexuels réguliers et complets.

**La stérilité** est l'incapacité pour un individu ou un couple à concevoir naturellement un enfant.

Il existe plusieurs techniques de procréation assistée :

l'insémination artificielle,

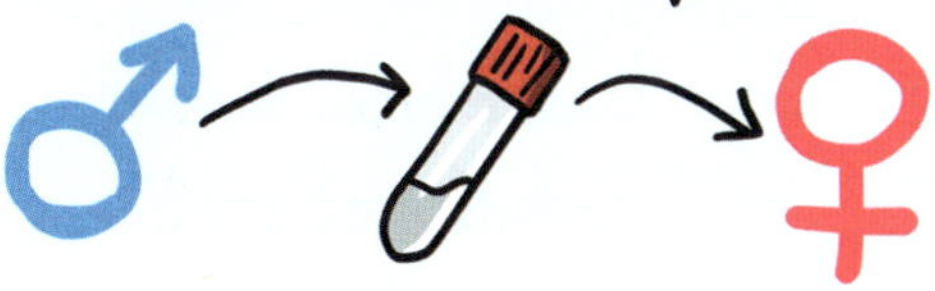

la fécondation in vitro

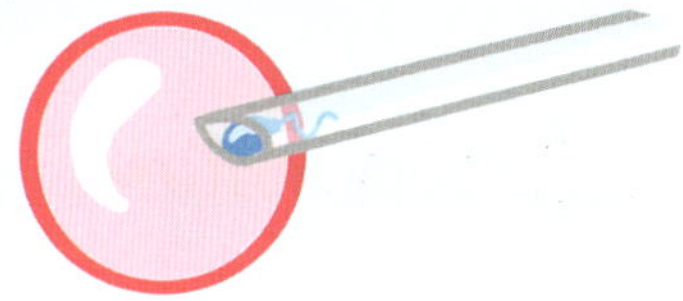

et le don de sperme, d'ovocytes ou d'embryon.

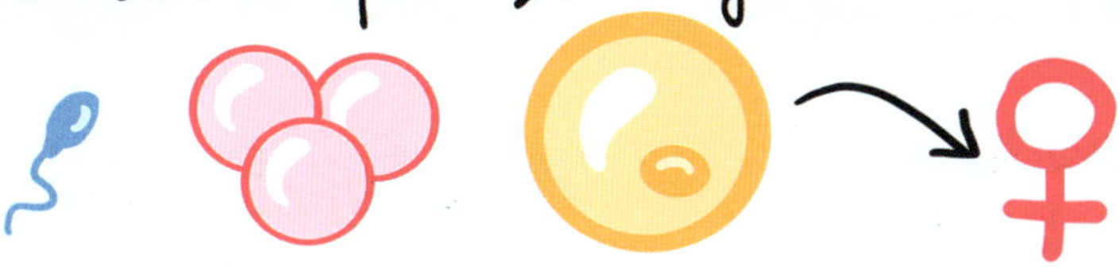

À chaque couple sa méthode, mais une fois le diagnostic posé et la procédure sélectionnée par les gynécologues, la grande aventure de la PMA peut débuter.

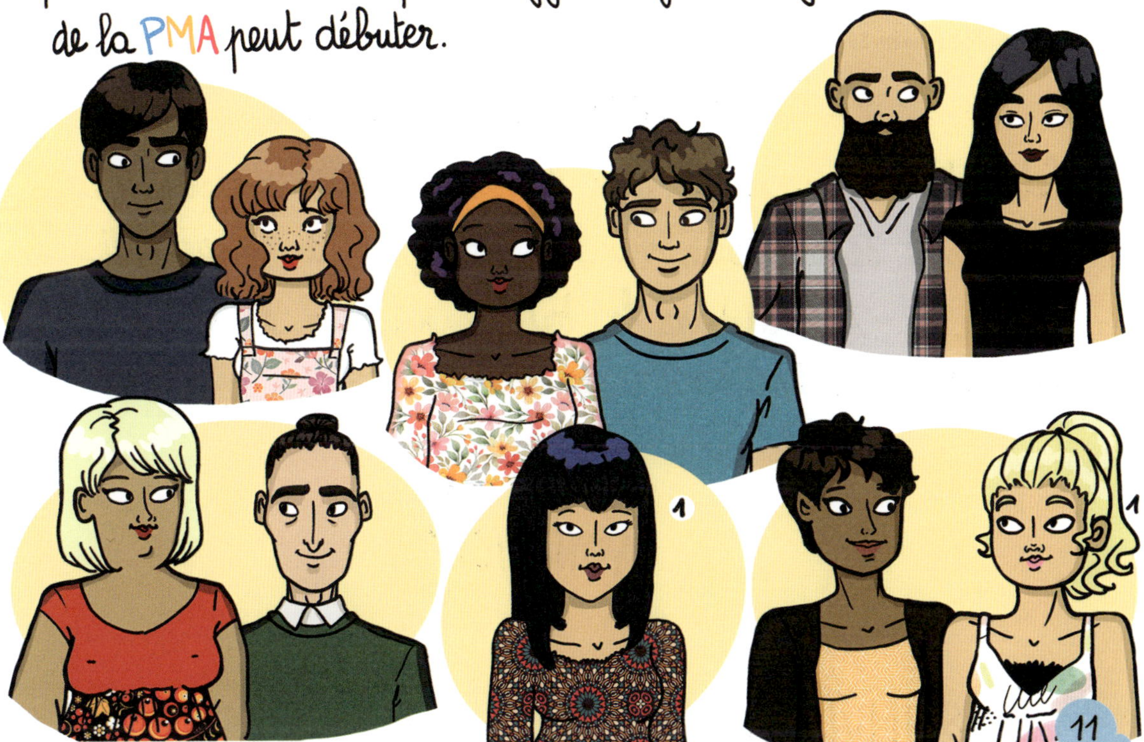



1. Sous réserve de la promulgation de la nouvelle loi de Bioéthique qui ouvrira l'accès aux couples de femmes et aux femmes seules. De plus, les conditions médicales d'accès seront supprimées.

# Les techniques et pratiques de PMA autorisées en France

## L'Insémination artificielle

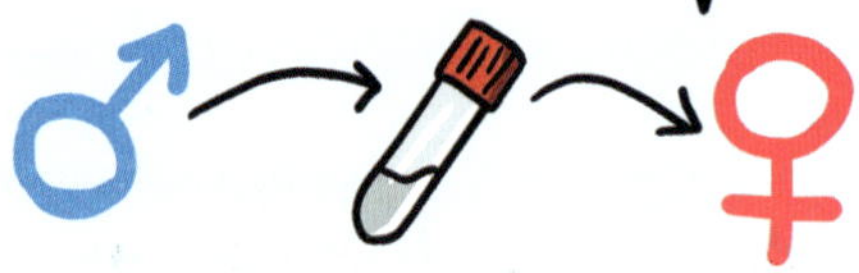

taux d'accouchement cumulé national[1] :

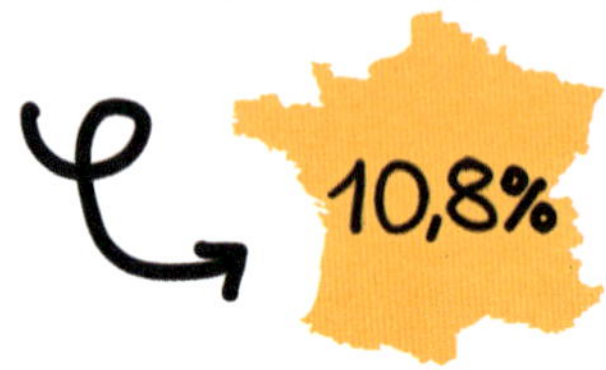


## La Fécondation in vitro
(classique ou ICSI)

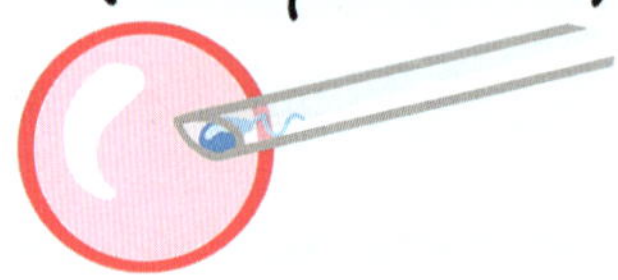

taux d'accouchement cumulé national[1] :

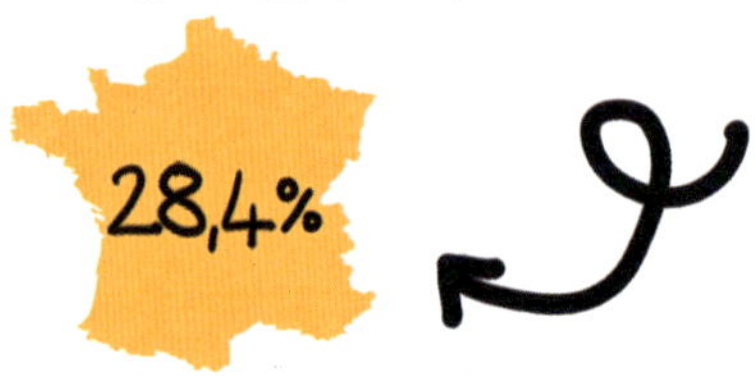


1. Source ABM (années 2017-2018)

## L'Autoconservation des ovocytes

Cette technique permet aux femmes de faire prélever leurs ovocytes et de les faire vitrifier (congeler de façon ultra rapide à -196°c) dans le but de préserver leur fertilité pour des raisons médicales ou sociétales[2].

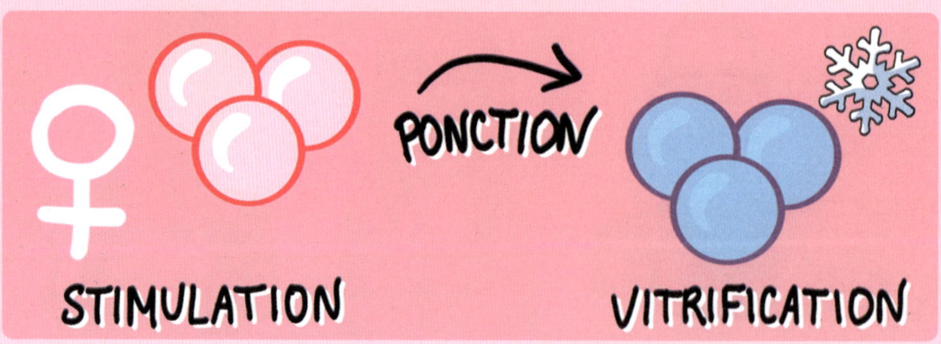


2. C'est-à-dire par choix. Sous réserve de la promulgation de la loi de Bioéthique.

# Le don anonyme[1]

## Le don de sperme

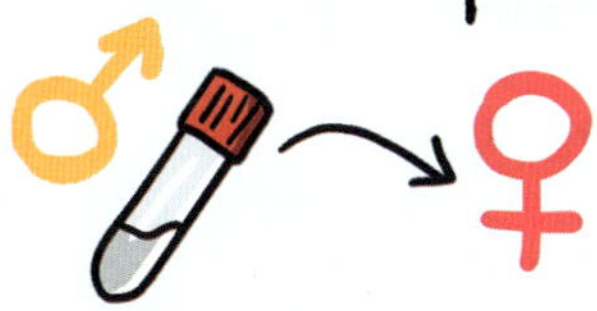

Le couple reçoit le sperme d'un donneur pour une insemination (IAD) ou une FIV.

## Le don d'ovocytes

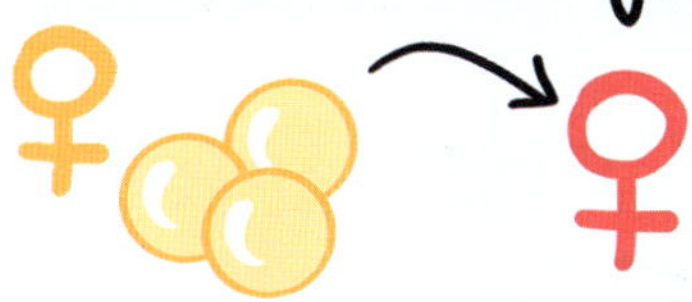

Le couple reçoit les ovocytes d'une donneuse pour une FIV (FIV-DO)

## Le don d'embryons

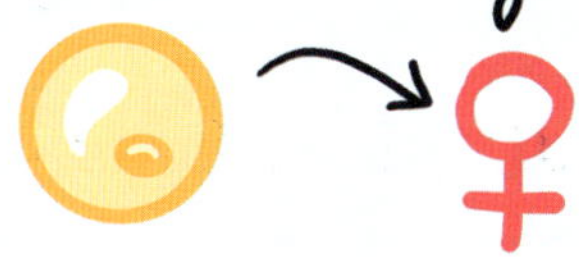

Le couple reçoit un embryon issu d'une FIV et donné par un couple donneur.

1. Sous réserve de la promulgation de la loi Bioéthique qui permettra aux enfants nés d'un don d'accéder, à 18 ans, à l'identité de leur géniteur·trice (seulement pour les dons faits après promulgation de la loi).

# La FIV avec diagnostic préimplantatoire

La FIV dite DPI est proposée aux couples susceptibles de transmettre à leur enfant une maladie génétique invalidante. Les embryons sont donc l'objet d'une analyse génétique avant d'être réimplantés.

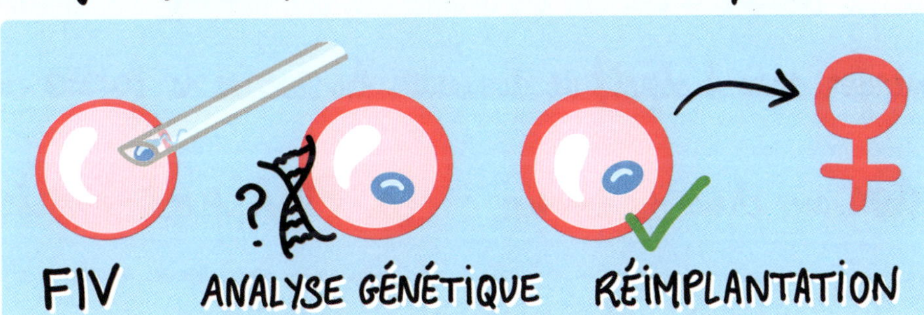


# La PMA en France c'est :

150 000 tentatives / an[1]

3,4 % des naissances en 2018 (soit 25 500 enfants)[1]



1. Source Ined

# Les techniques et pratiques de PMA interdites en France

mais autorisées dans certains pays étrangers

## La méthode ROPA (Réception d'Ovocytes de la Partenaire)

Cette technique s'adresse aux couples de femmes et repose sur le partage de la conception du bébé.

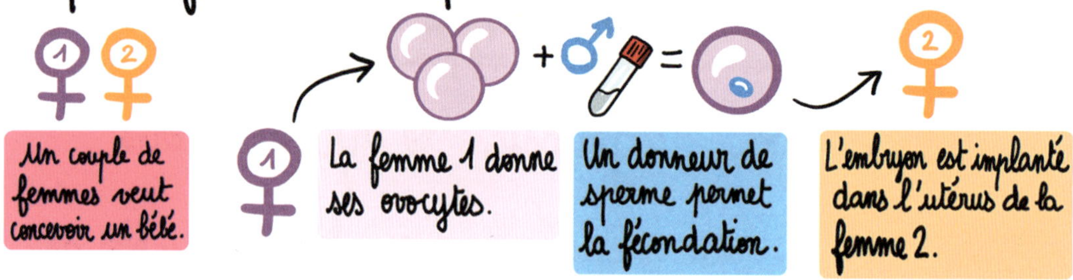


## La FIV DPI-A (ou PGT-A, ou PGS)

Le diagnostic préimplantatoire des aneuploïdies (DPI-A) est un test génétique qui consiste à détecter les anomalies du nombre de chromosomes de l'embryon dans l'objectif de diminuer les risques de fausses couches.

## Le don avec choix du donneur

Le don de sperme

Le don d'ovocytes

### Le double don

## La PMA post-mortem

Insémination avec le sperme congelé du défunt.

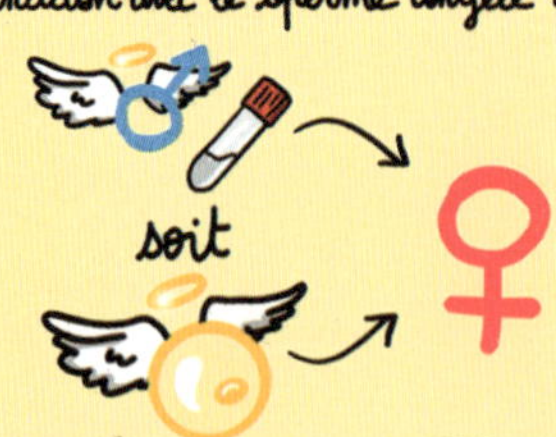


Transfert des embryons conçus par FIV avant le décès du conjoint.

## La FIV avec choix du sexe de l'enfant à naître («sexing»)

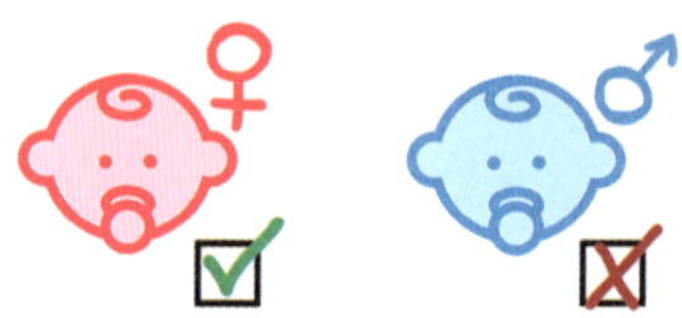

# Les acteurs de la PMA

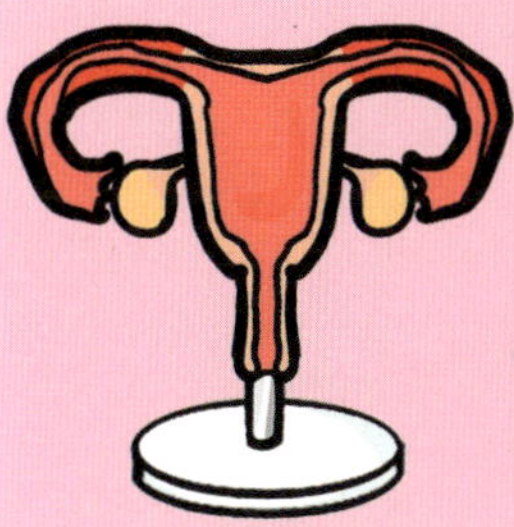

## La/Le gynécologue

- principal interlocuteur du couple
- suivi gynécologique féminin
- suivi du couple en PMA

## La/Le médecin biologiste

- réalise avec son équipe les FIV
- choisit les embryons
- prépare le sperme pour les inséminations et les FIV.

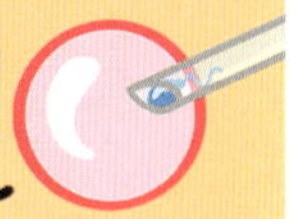

## L'anesthésiste

- préconsultation
- anesthésie lors de la ponction folliculaire

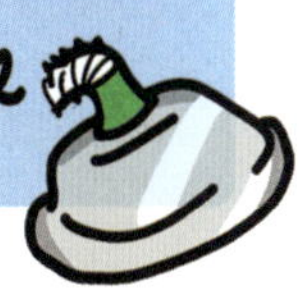

## L'andrologue

- consultation en lien avec les anomalies de l'appareil reproducteur masculin

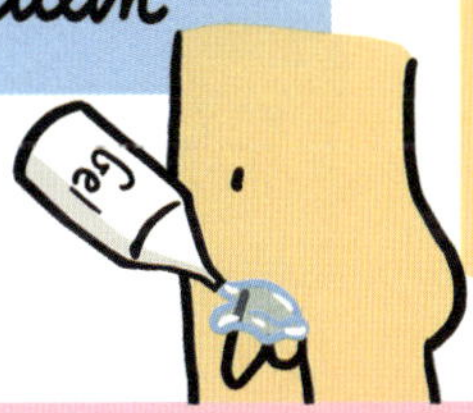


## La/Le secrétaire médical(e)

- autre principal interlocuteur du couple
- prise de rendez-vous
- gestion administrative

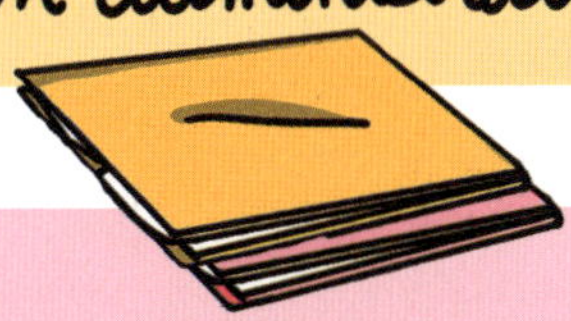

## La/Le psychologue

- suit le couple dans son parcours (si nécessaire)

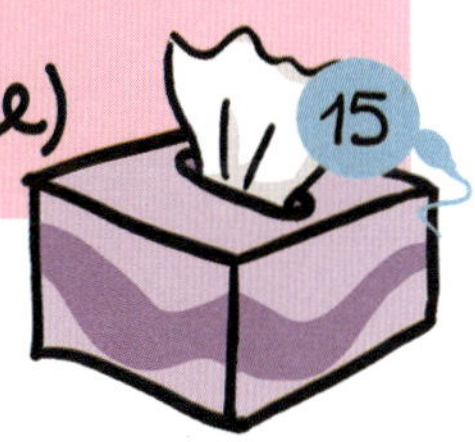

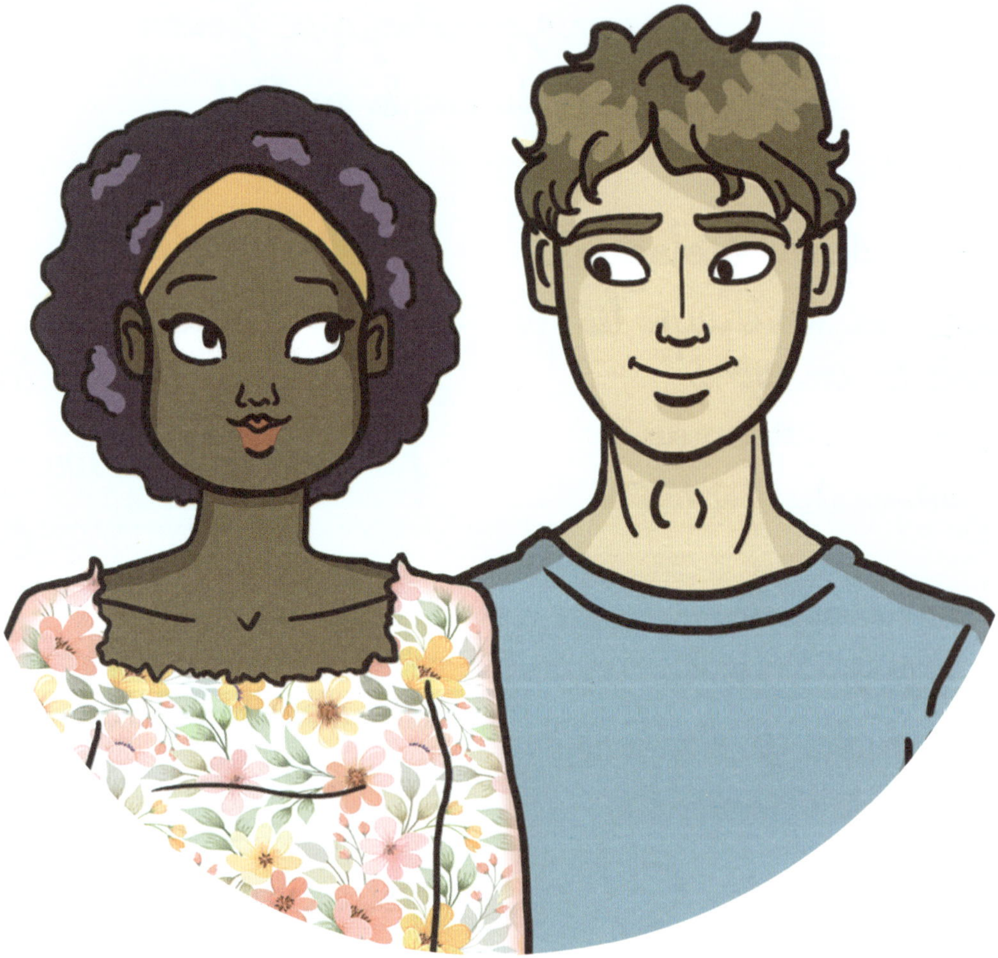

# Chapitre 1 :
# L'entrée en PMA

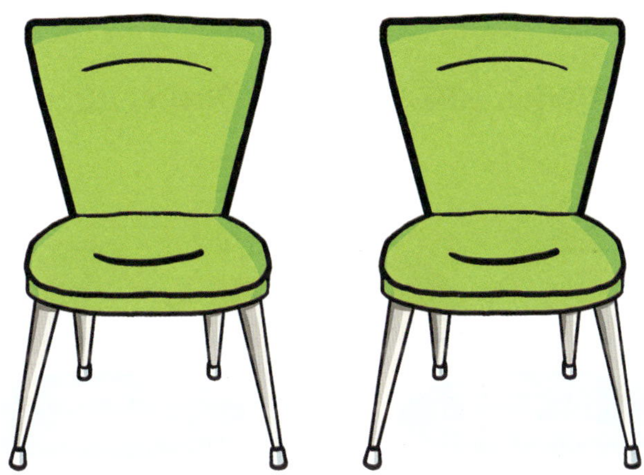

L'entrée en PMA commence souvent de la même manière pour les couples.

Ce sont deux chaises vides que l'on vient remplir avec des doutes, des peurs, et parfois même des larmes.

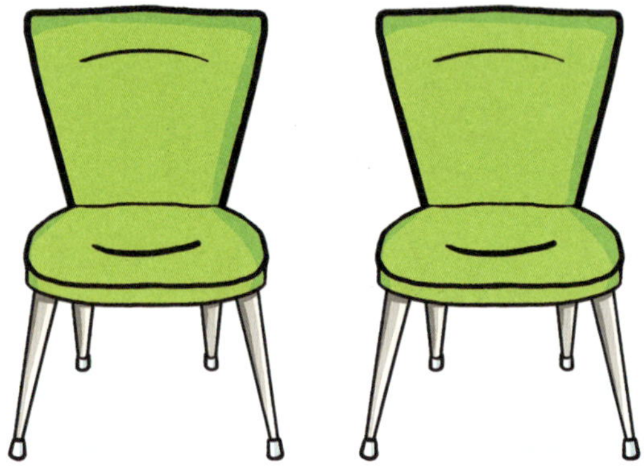

Deux chaises vides qui font de leurs nouveaux occupants de futurs battants.

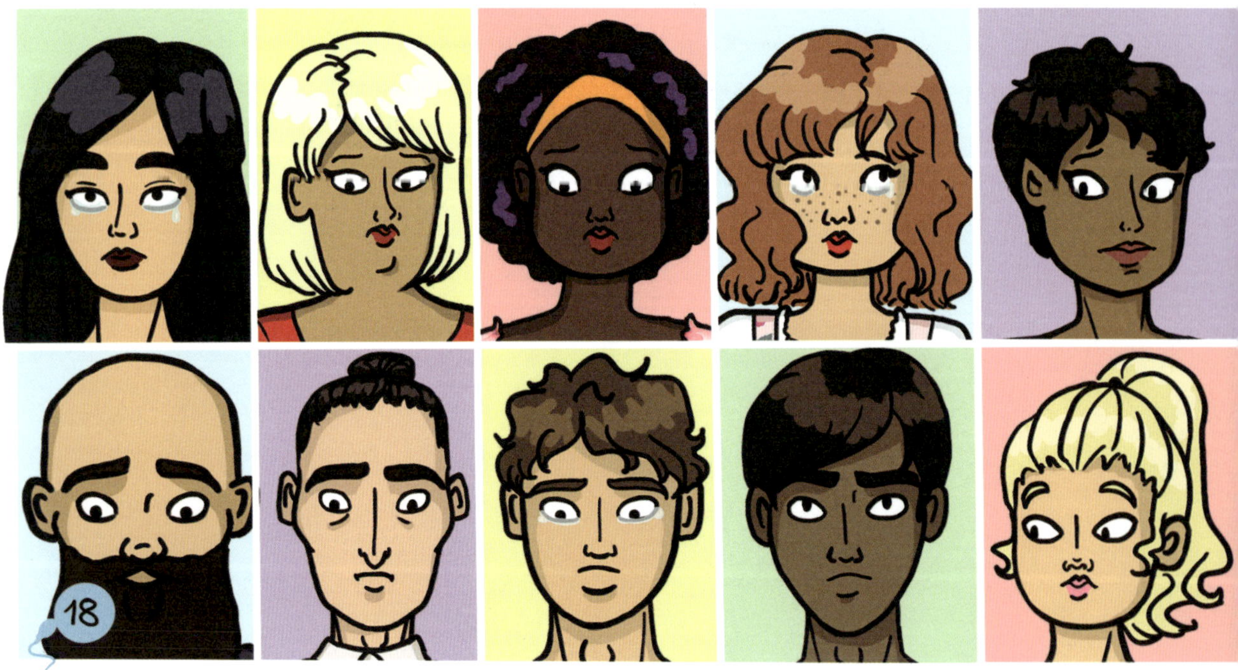

La première rencontre avec le gynécologue lance les festivités !

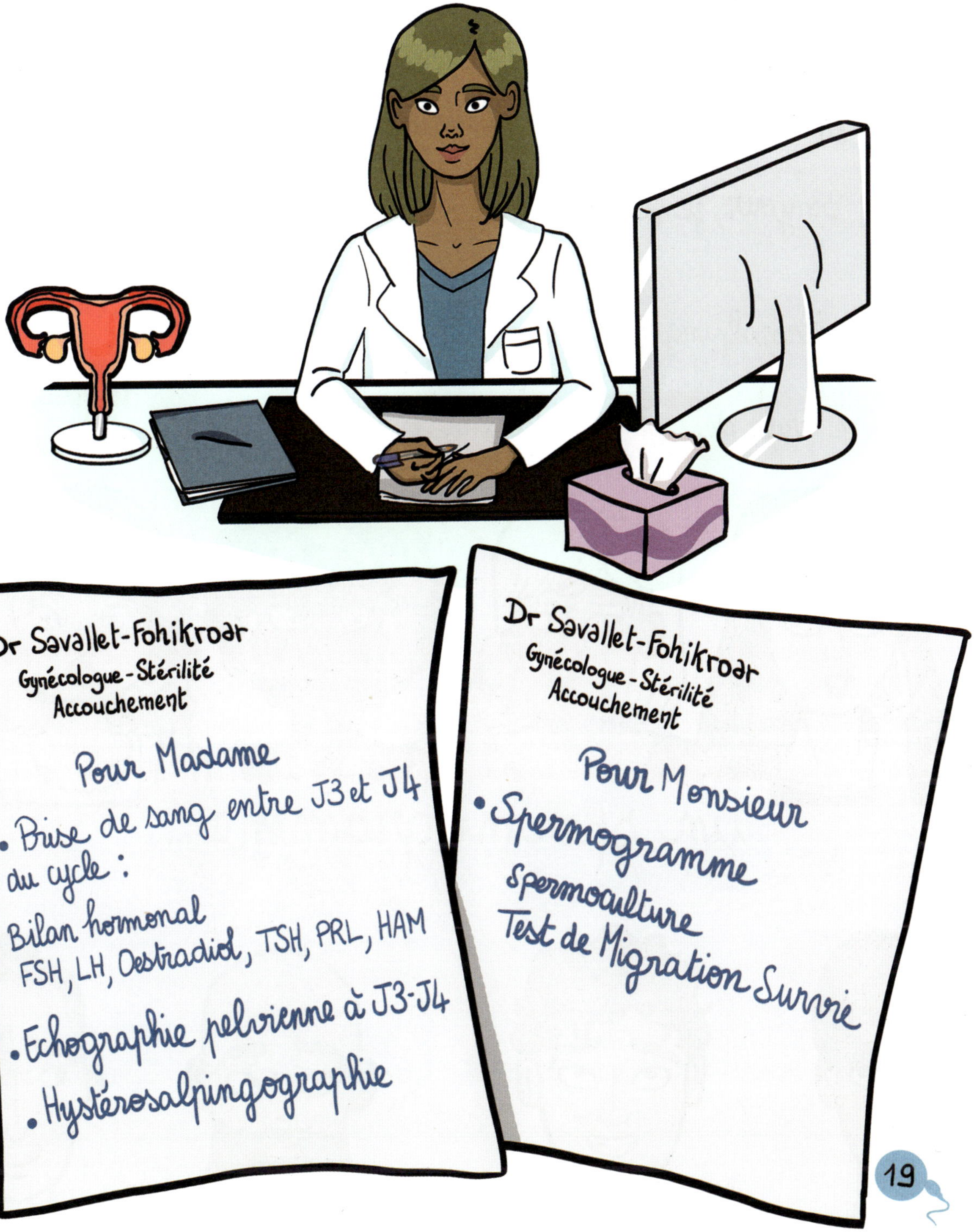
Dr Savallet-Fohikroar
Gynécologue - Stérilité
Accouchement
Pour Madame
• Prise de sang entre J3 et J4 du cycle :
Bilan hormonal
FSH, LH, Oestradiol, TSH, PRL, HAM
• Echographie pelvienne à J3-J4
• Hystérosalpingographie
Dr Savallet-Fohikroar
Gynécologue - Stérilité
Accouchement
Pour Monsieur
• Spermogramme
spermoculture
Test de Migration Survie

Le grand ballet des prises de rendez-vous et du calcul des jours de cycle commence.
Entre les laboratoires d'analyses, le centre de radiologie et le cabinet du gynécologue, les sorties en amoureux prennent un autre aspect.

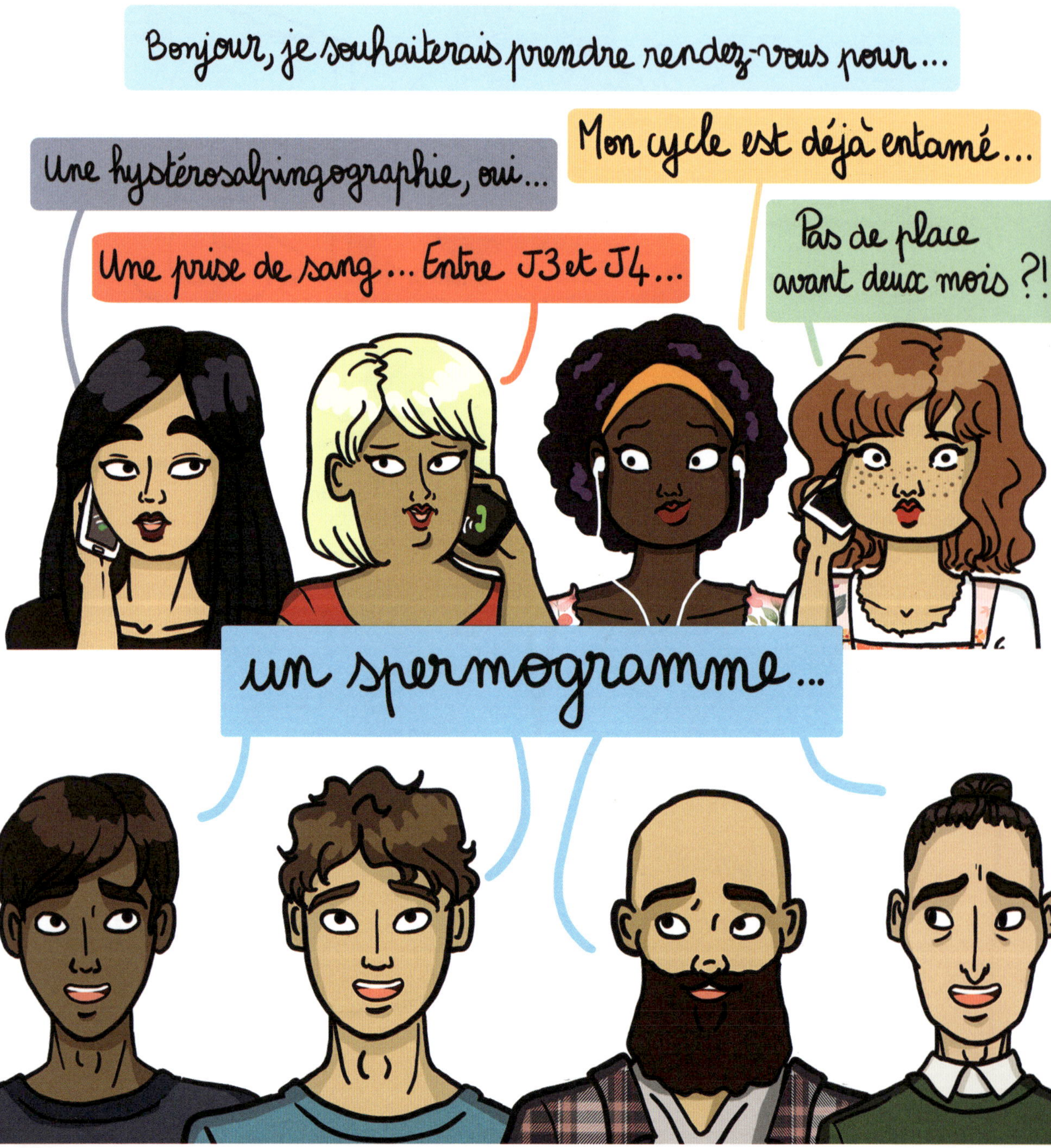
Bonjour, je souhaiterais prendre rendez-vous pour...
Une hystérosalpingographie, oui...
Une prise de sang... Entre J3 et J4...
Mon cycle est déjà entamé...
Pas de place avant deux mois ?!
un spermogramme...

En marge de ces examens, Madame peut être invitée à noter sa courbe de température afin de surveiller son ovulation. Cette observation s'étend en général sur 3 mois.

Pour ce faire, les dames doivent prendre leur température (rectale, vaginale ou buccale) tous les matins, au réveil avant même d'avoir posé un pied hors du lit.

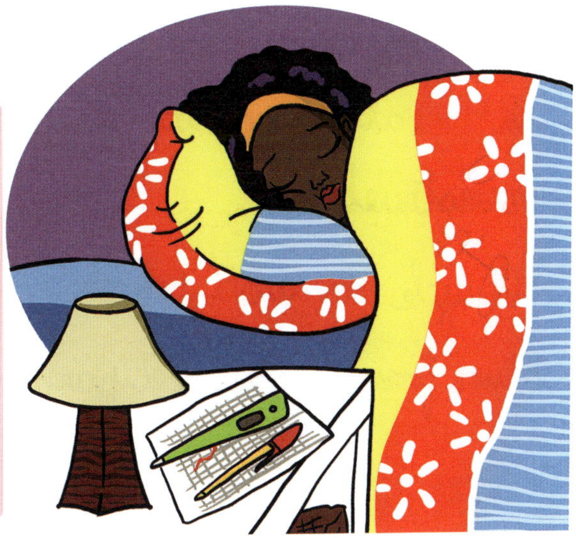

Lorsqu'il y a une bonne ovulation, la courbe va mettre en évidence un pic hormonal représenté par la chute de la température suivie d'une remontée qui se stabilise en plateau haut (au-dessus de 37°c) jusqu'à l'arrivée des règles.

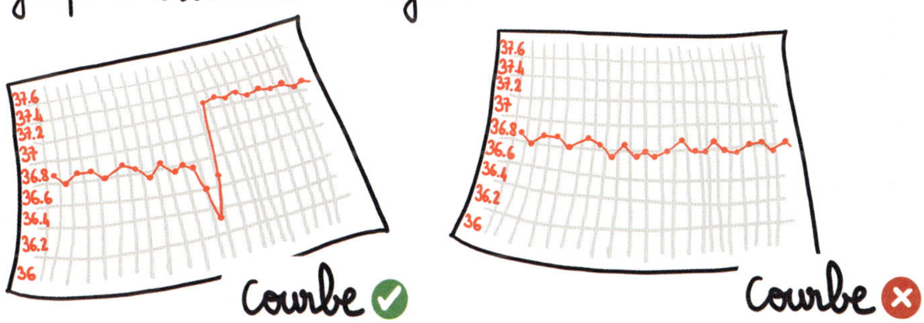


Quand une dysovulation (absence ou anomalies de l'ovulation) est détectée, un traitement médicamenteux est alors proposé afin de réguler les cycles et provoquer l'ovulation.

D'une manière générale, la PMA va agir sur le cycle menstruel en l'étirant, le bloquant et, quoi qu'on en dise, en le malmenant. Pour bien comprendre comment agissent les traitements prescrits en PMA, attardons-nous sur le fonctionnement naturel du cycle menstruel.

Un cycle standard dure en moyenne 28 jours, mais cela varie d'une femme à l'autre et parfois même d'un cycle à l'autre.

Le cycle débute avec les menstruations (les règles) qui durent entre 3 et 7 jours avec un flux variable.

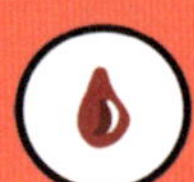

Version écoulement nasal

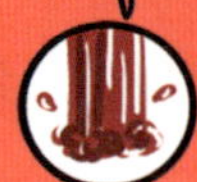

Version Chutes du Niagara

Au cours de la phase suivante, les follicules vont grossir et mûrir dans les ovaires.

C'est la phase folliculaire.

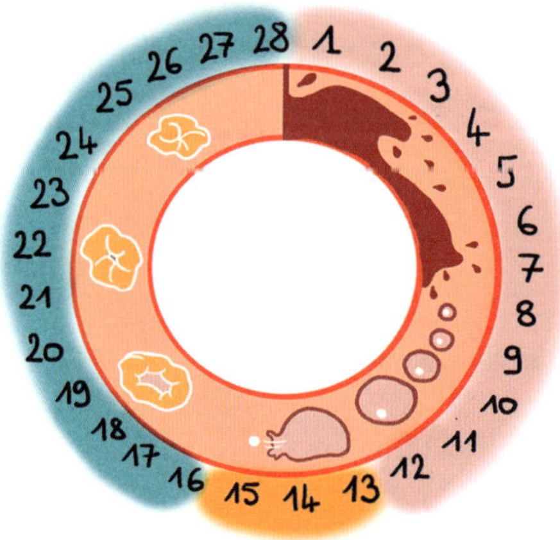


Un seul follicule deviendra assez gros pour expulser l'ovule qui sera capté par les trompes (enfin, le plus souvent, car les jumeaux hétérozygotes sont l'œuvre de deux ovules libérés par deux follicules mûrs !) Cette phase intervient vers le 14e jour et s'appelle l'ovulation.

La dernière partie du cycle est la phase lutéale. Au cours de cette période, le follicule expulseur va devenir le corps jaune et se met à sécréter de la progestérone.

La phase lutéale peut s'achever de deux manières :

S'il y a fécondation, la progestérone va aider l'embryon à s'implanter dans l'utérus.

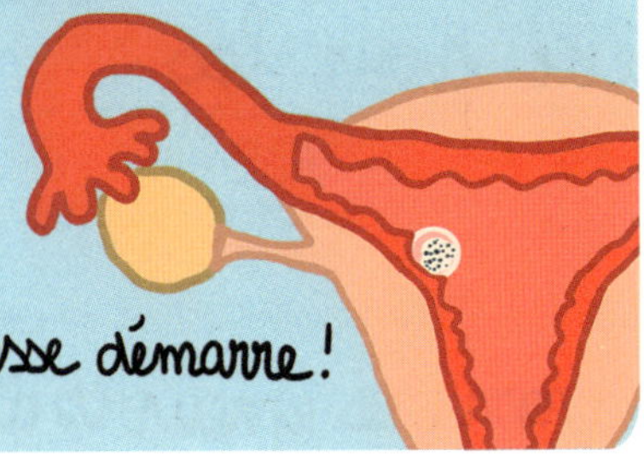

Une grossesse démarre !

S'il n'y a pas fécondation, le corps jaune va se ratatiner comme un vieux pruneau et disparaître à la fin du cycle pour laisser sa place au client suivant.

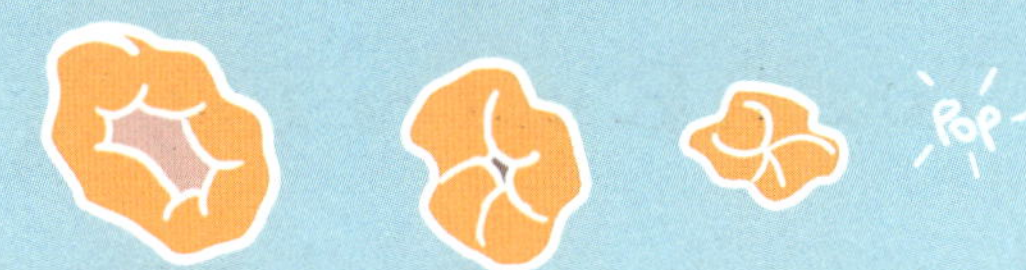


Si toutes ces étapes s'enchaînent le plus naturellement du monde, l'action des hormones peut engendrer chez certaines femmes de véritables montagnes russes émotionnelles.

C'est parti pour un tour de cycle hormonal ! F*** yeah !

## SPM

- fatigue prononcée
- seins sensibles
- gonflement du bas ventre
- maux de tête
- irritabilité

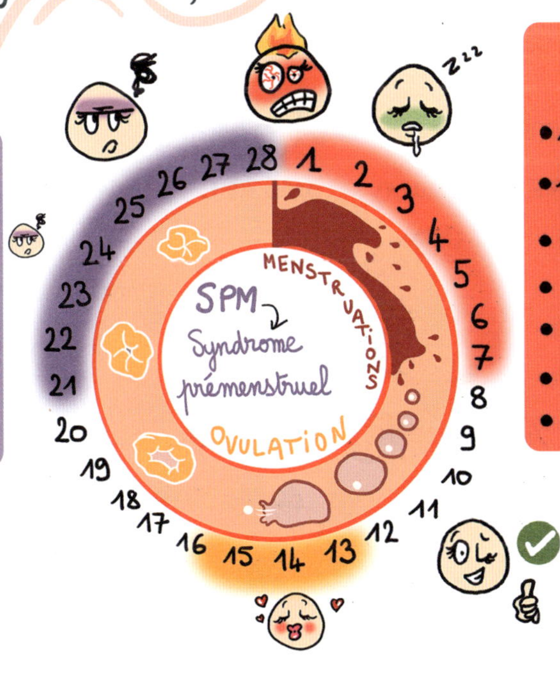


## Les règles

- seins sensibles
- acné
- ballonements
- fatigue
- douleurs musculaires
- maux de tête
- crampes abdominales
- diarrhée ou constipation
- douleurs dans le bas du dos

Le bilan d'infertilité étant l'un des prérequis à l'accès à la PMA, détaillons chacun des examens qui le composent pour découvrir ce qui attend les couples.

## Le bilan d'infertilité pour les ♀

### Etape 1 : la prise de sang

La prise de sang fait partie des premières épreuves à endurer. Si cet acte est assez anodin, sachez qu'il deviendra le fil rouge de votre parcours en PMA, allant même jusqu'à transformer votre bras en passoire tant le contrôle des hormones joue un rôle important !

On contrôle :

- la FSH
  si trop ↗ : épuisement ovarien
  si trop ↘ : anomalie hypophysaire
- la LH
  diagnostic de la maladie des ovaires polykystiques (SOPK)
  si LH trop ↗ : déficience possible de l'ovulation
- les Hormones androgènes
  si trop ↗ : dérèglement ovarien
- l'Oestradiol
  doit être ↘ / témoin de la réponse ovarienne
- l'AMH (hormone antimüllérienne)
  Mesure la réserve ovarienne
- les Hormones thyroïdiennes
  détection de pathologies pouvant interférer avec le bon déroulement de la grossesse

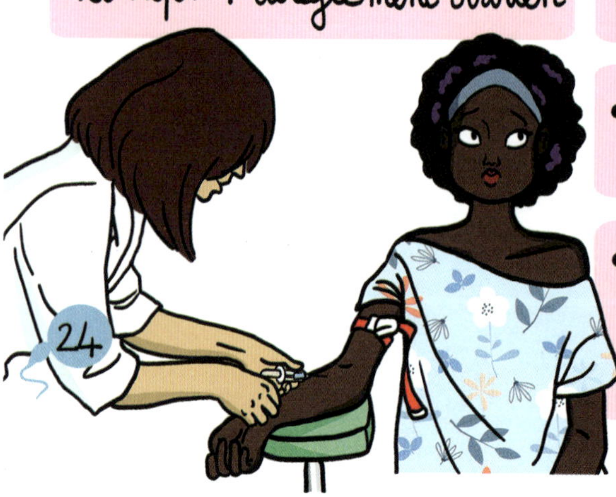

## Etape 2 : l'échographie pelvienne

Deuxième star du parcours en PMA, cet examen vous accompagnera jusqu'à la ligne d'arrivée. Pouvant en surprendre certaines la première fois, penchons-nous sur les conditions et les outils qui font de cette échographie un moment mémorable !

Si, à l'évocation de notre échographie, ce genre de scène vous vient à l'esprit...

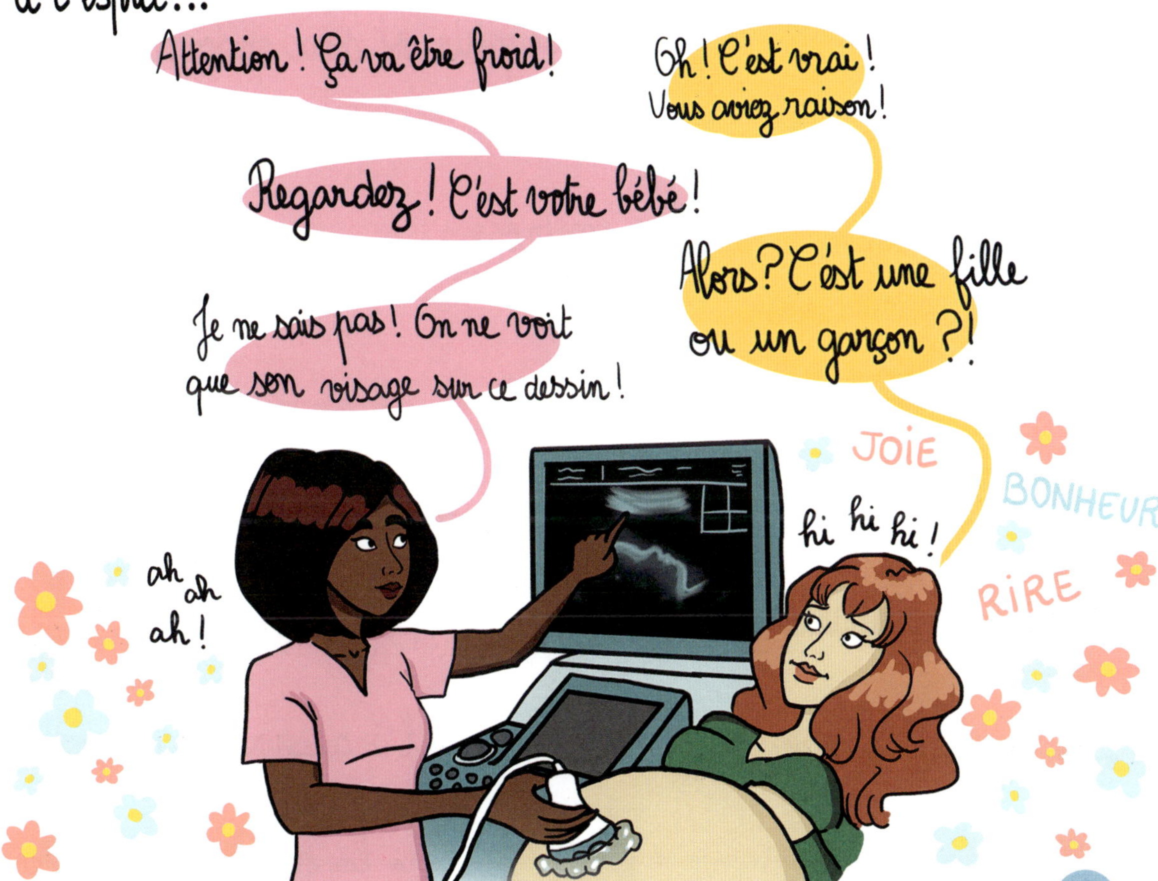


respirez un grand coup, puis tournez la page.

À la seule comparaison du matériel, tout le monde sent bien que nous ne serons pas sur le même partage d'émotions.

Sonde utilisée sur l'abdomen ou le pelvis en général

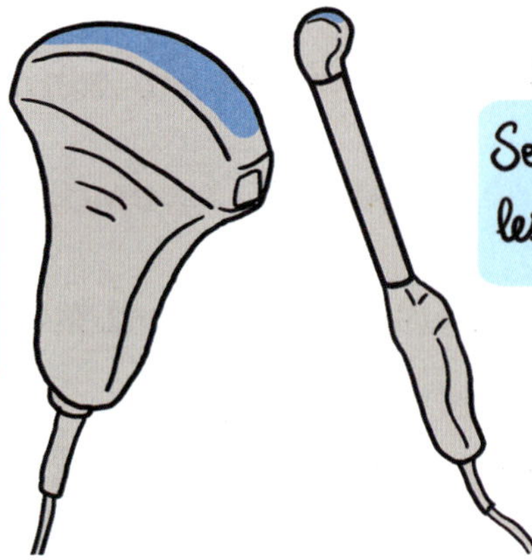

Sonde utilisée durant les échographies en PMA

Vous l'aurez compris, cette échographie est donc endovaginale (= à l'intérieur du vagin).

On contrôle :

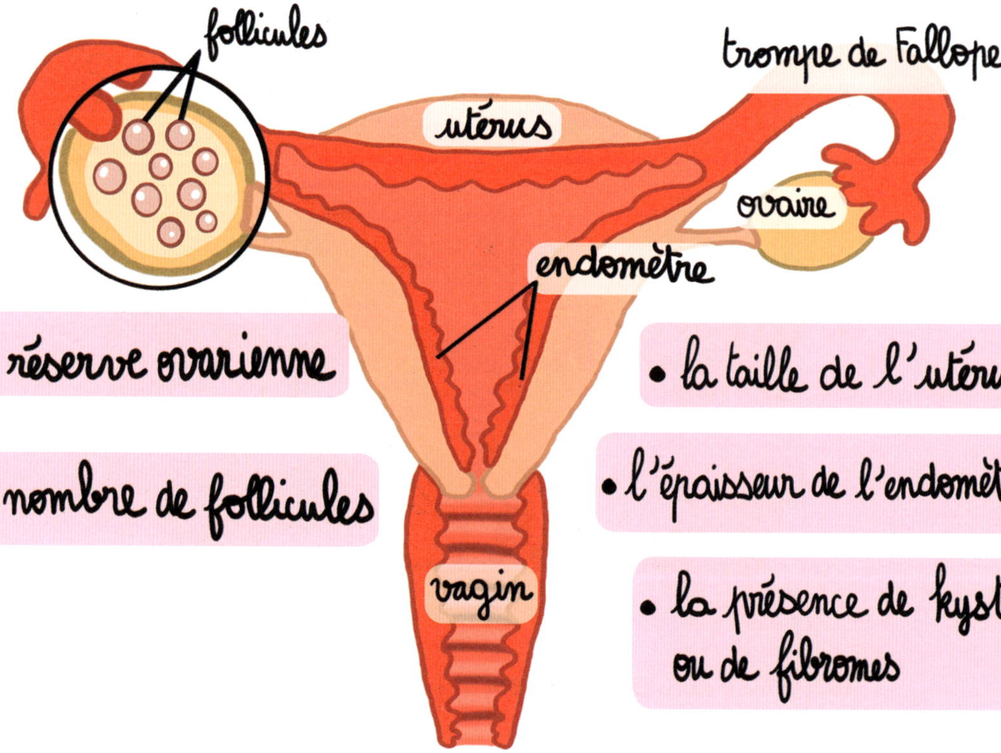


- la réserve ovarienne
- le nombre de follicules
- la taille de l'utérus
- l'épaisseur de l'endomètre
- la présence de kystes ou de fibromes

## Etape 3: l'hystérosalpingographie

Derrière ce nom barbare se cache un examen qui l'est tout autant !

Plus sérieusement, l'hystérosalpingographie fait partie des examens radiologiques impliquant l'utilisation du liquide de contraste iodé visible grâce aux rayons X.

Cet examen nécessite le remplissage de l'utérus pendant la prise des clichés. Pour ce faire, la patiente se voit placer un spéculum dans le vagin pour permettre l'accès au col de l'utérus.

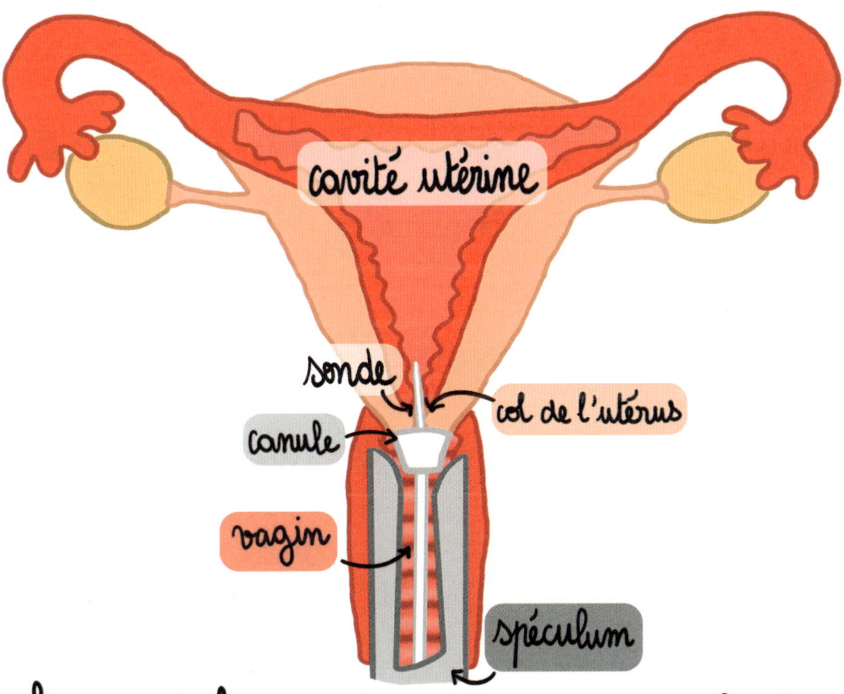


Le radiologue accole ensuite une canule contre le col de l'utérus qui permet l'insertion d'une sonde dans la cavité utérine.

Cet examen peut être douloureux (souvent comparé à la douleur ressentie pendant les règles), mais en fonction de la sensibilité de chacune, ce moment peut varier d'une gêne conséquente à une séance de torture médiévale !

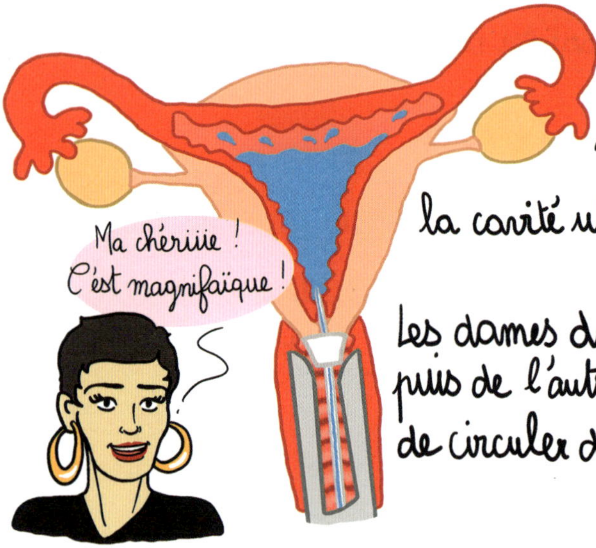


Puis vient le moment de remplir la cavité utérine et de prendre les clichés.

Les dames doivent tenir la pose, d'un côté, puis de l'autre, afin de permettre au liquide de circuler dans les trompes.

Soyez prévenues, on se rend bien compte pendant cette étape que cette partie de l'anatomie n'est pas conçue pour subir des inondations.

On contrôle :

- la perméabilité des trompes
- une possible malformation
- la présence de fibromes
- la présence de cicatrices intra-utérines de fibromes ou polypes (synéchies)

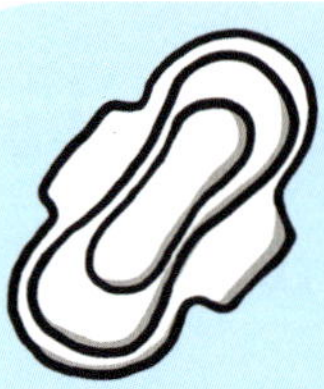

**Info pratique :**
Pensez à vous munir d'une protection hygiénique, car ce qui est entré va ressortir !

# Le bilan d'infertilité pour les ♂

## Etape 1 : le spermogramme

Le spermogramme est un examen médical qui vise à analyser les différentes caractéristiques du sperme. Cet examen se déroule dans un laboratoire habitué à ce type de prélèvements.

Ne nous leurrons pas, messieurs, cet examen va nécessiter la pratique d'un geste extrêmement intime dans un lieu qui ne l'est pas du tout.

Observons donc les lieux du crime et le matériel mis à votre disposition !

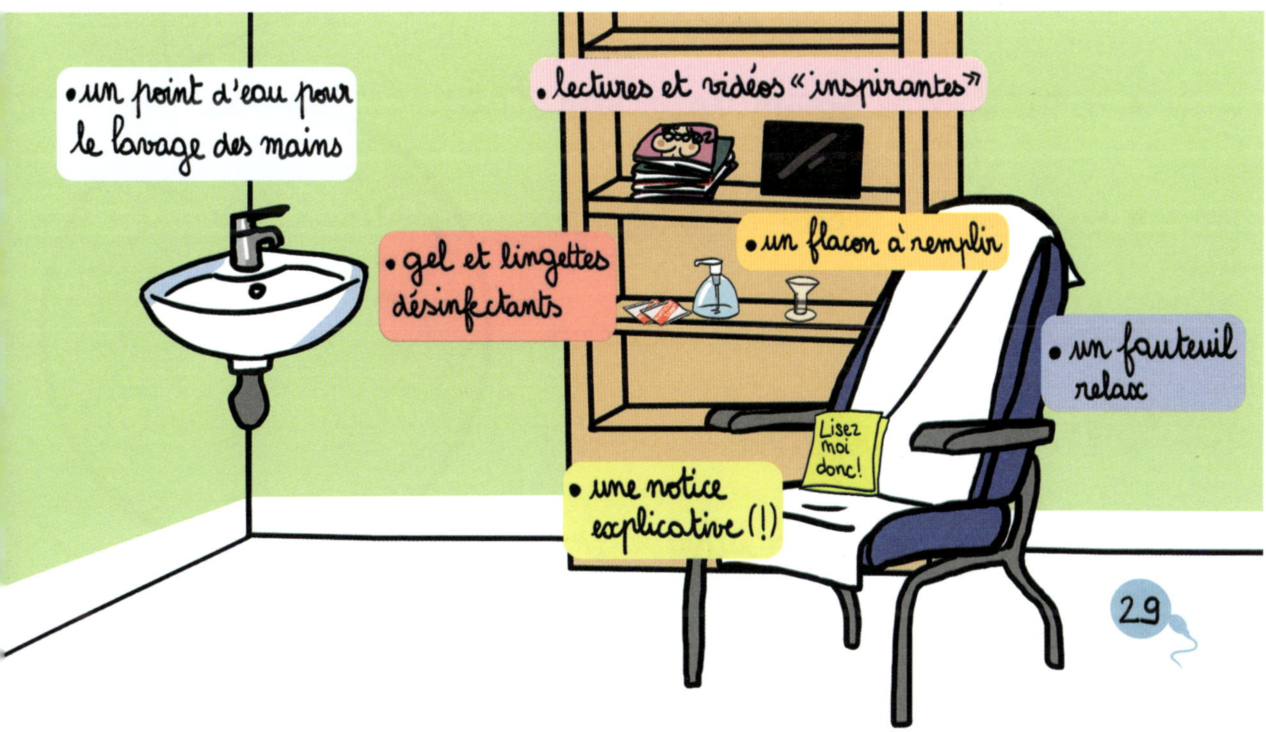

• un point d'eau pour le lavage des mains
• lectures et vidéos « inspirantes »
• gel et lingettes désinfectants
• un flacon à remplir
• un fauteuil relax
Lisez moi donc !
• une notice explicative (!)

Avant de se rendre à cet examen, il est demandé à ces messieurs de boire beaucoup d'eau afin de pouvoir uriner abondamment avant le prélèvement – ceci permettant le nettoyage de l'urètre – et une abstinence de 2 à 5 jours.

Surtout, pas de panique !

Souvenez-vous, une notice vous aidera à surmonter ce moment.

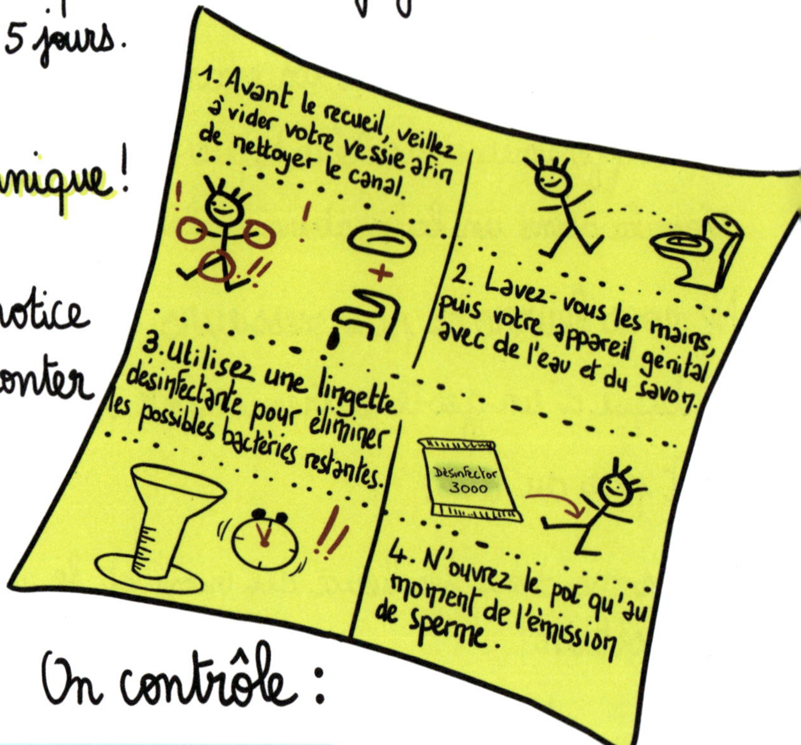
1. Avant le recueil, veillez à vider votre vessie afin de nettoyer le canal.
2. Lavez-vous les mains, puis votre appareil génital avec de l'eau et du savon.
3. Utilisez une lingette désinfectante pour éliminer les possibles bactéries restantes.
Désinfector 3000
4. N'ouvrez le pot qu'au moment de l'émission de sperme.

## On contrôle :

- le nombre de spermatozoïdes total
- la mobilité des spermatozoïdes
- la vitalité des spermatozoïdes
- l'absence d'infection
- le nombre de formes typiques (normales)

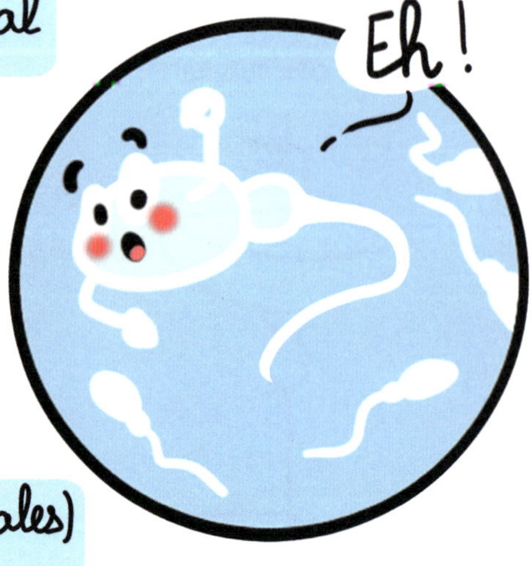
Eh !

A la suite de ce spermogramme, d'autres analyses vont être menées.

- **la spermoculture :** on recherche la présence de germes via une mise en culture du sperme.

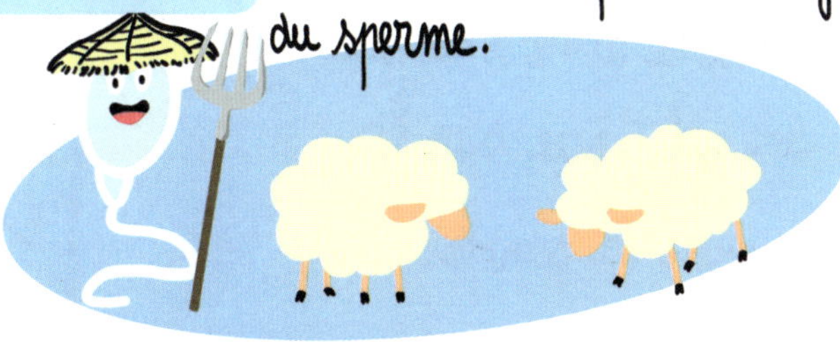

- **le spermocytogramme :** on évalue la forme des spermatozoïdes à la recherche d'anomalies.

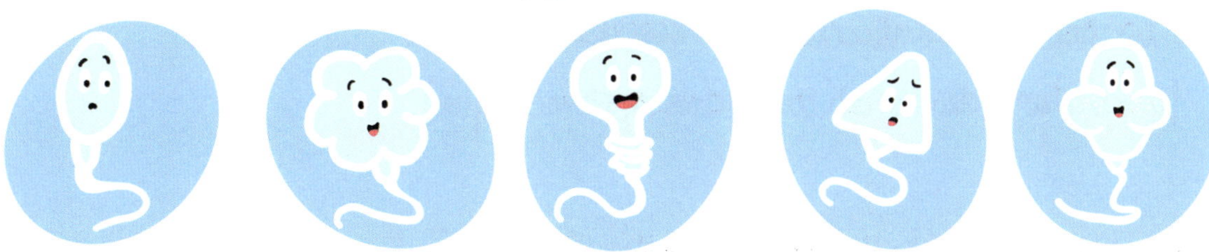

- **le test de migration survie :** on évalue la résistance des spermatozoïdes en recréant les différentes situations rencontrées dans l'appareil génital féminin.

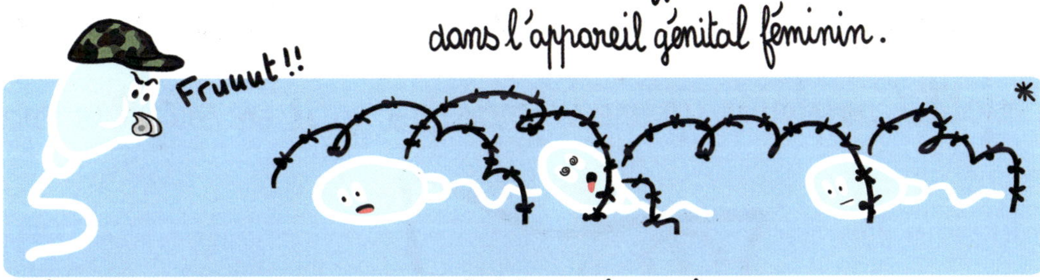


* Ceci est une métaphore ! Il n'y a pas de barbelé dans le corps humain !

## Etape 2 "bonus" : l'échographie des testicules

Il arrive parfois que cet examen soit prescrit en complément du spermogramme. Si c'est le cas, les messieurs doivent prendre contact avec un andrologue.

Cet examen, parfaitement indolore, va encore repousser les limites de votre pudeur.

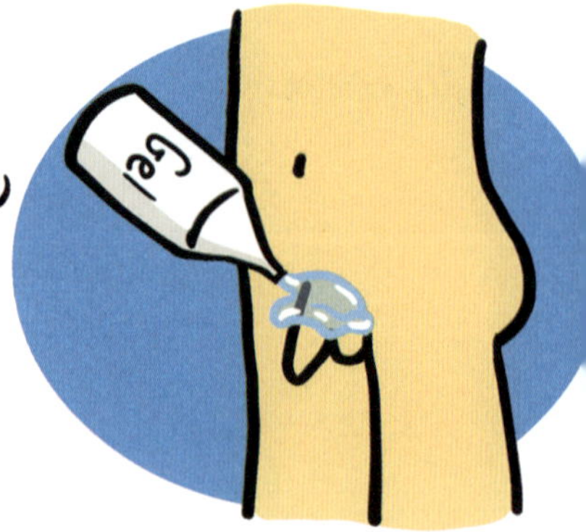


Une fois allongé sur le dos sur une table d'examen, le radiologue va appliquer un gel tiède sur la zone à analyser et y promener la sonde.

On contrôle :

- la présence éventuelle de varicocèles (dilatations des veines du cordon spermatique)

Quand toutes ces étapes sont passées, les résultats des examens vous sont transmis et le verdict tombe.

Un dysfonctionnement chez l'une, une carence chez l'autre, ou peut-être même une infertilité inexpliquée, ça arrive, mais quoi qu'il en soit, à ce stade...

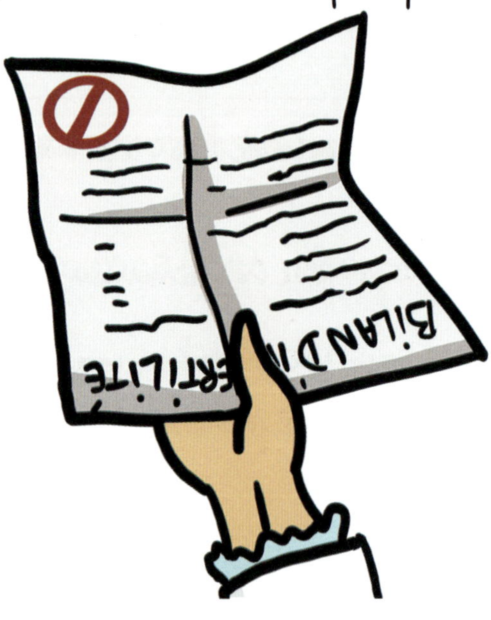

BILAN D'INFERTILITÉ

...vous entrez en PMA.

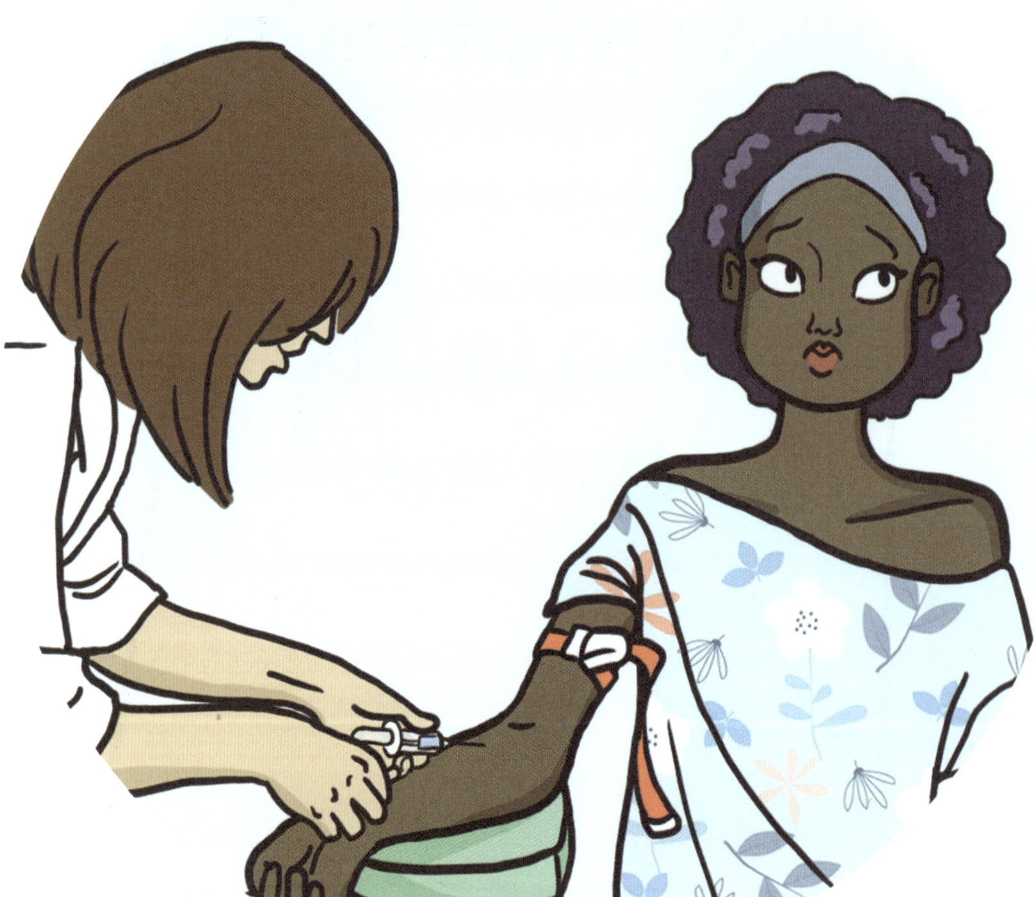

# Chapitre 2 :

# Au coeur de la PMA

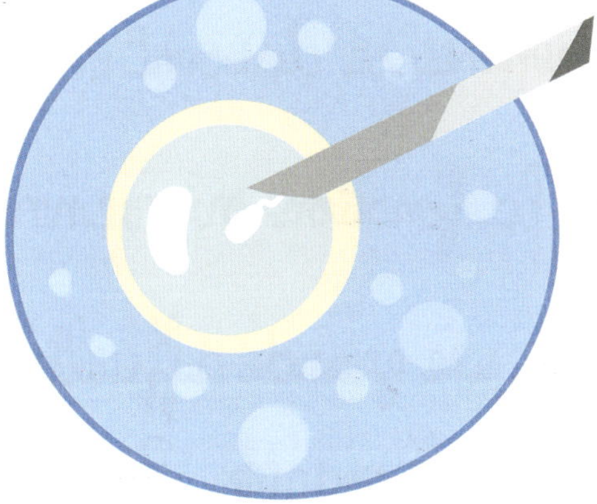

Lorsque le bilan d'infertilité est établi et le verdict rendu, l'heure est à l'acceptation puis au traitement.

Il existe de nombreuses causes d'infertilité chez les ♀ comme chez les ♂, aussi nous allons tenter de « débrouiller » tout cela afin d'y voir plus clair !

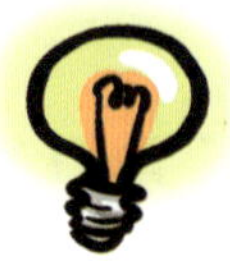

## Les grandes causes d'infertilité chez la ♀

Les infertilités féminines se classent en 5 grands groupes :

### • Les troubles de la fonction ovarienne

Ils se traduisent par une grande difficulté ou une incapacité à produire un ovocyte fécondable. Parmi les pathologies à l'origine de ces troubles, on retrouve :

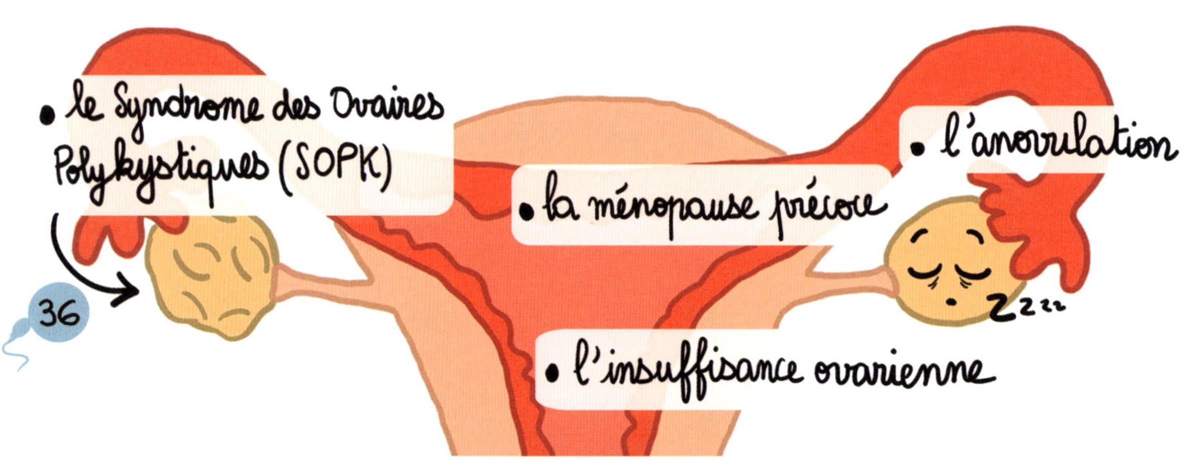

## • Les anomalies tubaires

Dans certains cas, l'infertilité est due à une altération des trompes de Fallope qui peuvent être endommagées ou complètement obstruées.

Parmi les maux associés à ces anomalies, on retrouve :

- les suites d'une grossesse extra-utérine
- l'endométriose
- des antécédents de chirurgie pelvienne
- certaines infections et maladies sexuellement transmissibles

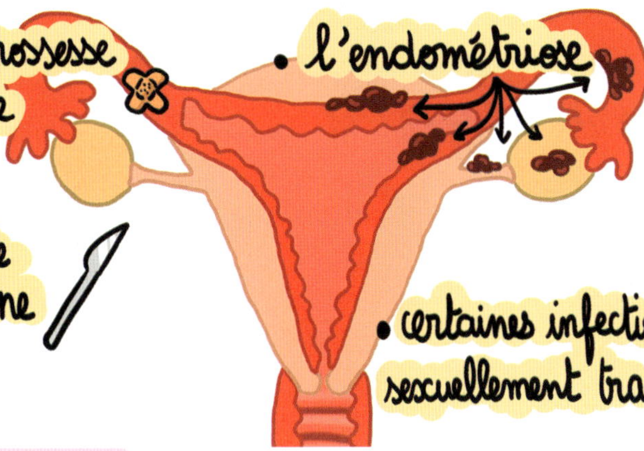

## • Les facteurs utérins

Parfois, la difficulté à procréer est due à une malformation ou un problème lié à la muqueuse utérine. On retrouve souvent :

- les polypes
- les synéchies
- l'adénomyose
- les fibromes (lorsqu'ils sont nombreux et de grande taille)
- l'endomètre trop fin

- l'utérus unicorne
- l'utérus bicorne
- l'utérus cloisonné

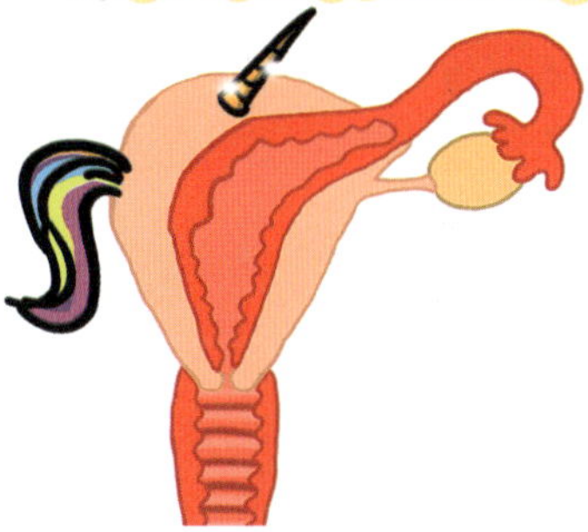

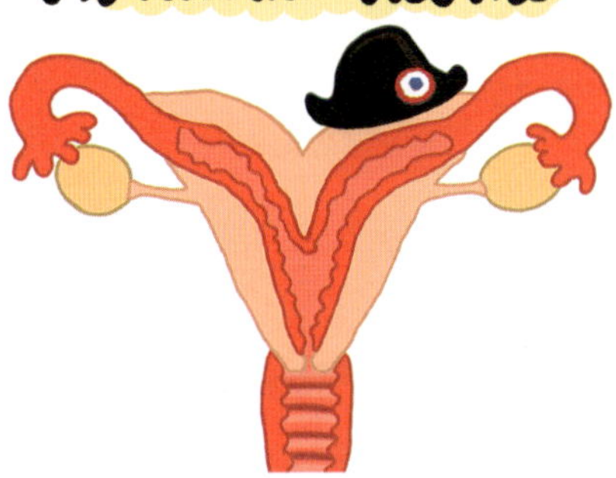

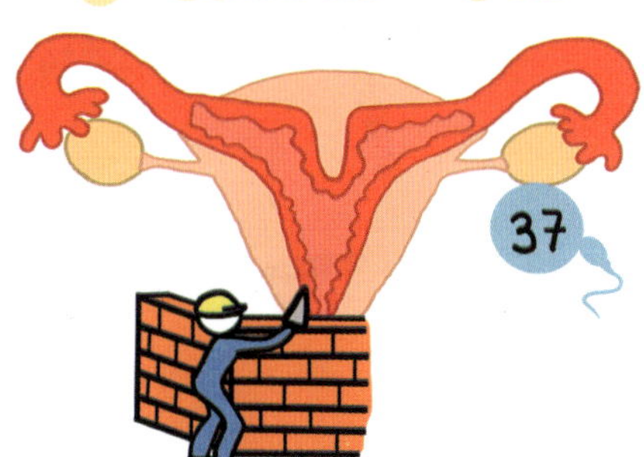

## • Les facteurs cervicaux

Dans certains cas, le col de l'utérus ne parvient pas à jouer son rôle à cause d'une altération et rend ainsi la fécondation incertaine. Parmi les causes d'altération, on peut trouver :

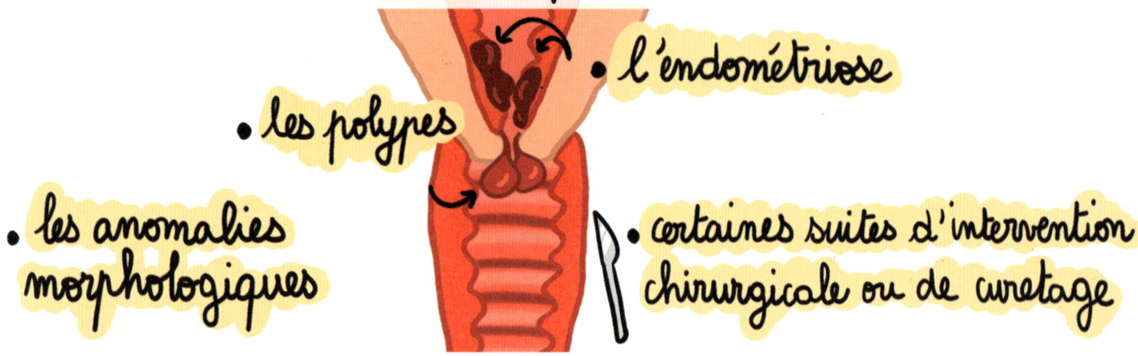


## • Les facteurs génétiques

Plus rares, certains syndromes génétiques, comme le syndrome de Turner, s'accompagnent d'infertilité.

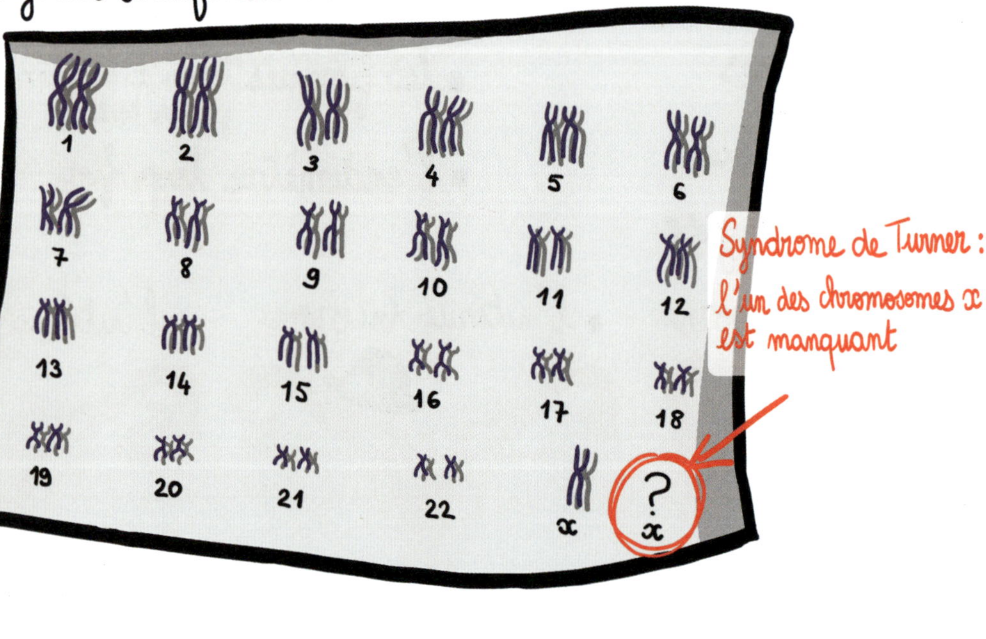

# Les grandes causes d'infertilité chez l'♂

La plupart des infertilités masculines peuvent se ranger dans 2 grandes catégories.

## • Les troubles de la spermatogenèse

Ces troubles correspondent à une altération de la qualité, de la quantité et/ou de la mobilité des spermatozoïdes. On parle alors :

• d'azoospermie (absence de spermatozoïdes)

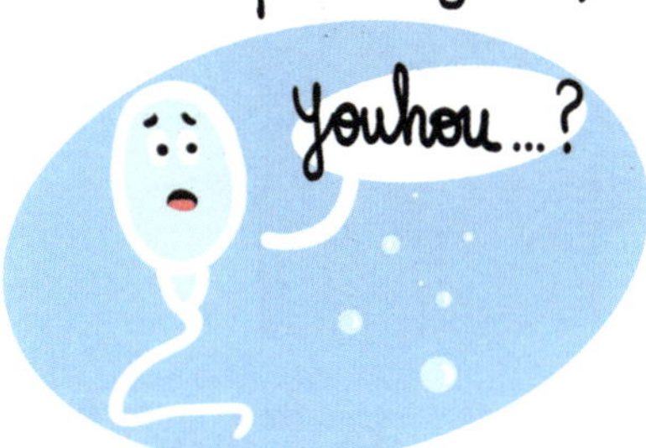


• de tératospermie (la forme des spermatozoïdes est altérée)

• d'asthénospermie (défaut de la mobilité des spermatozoïdes)

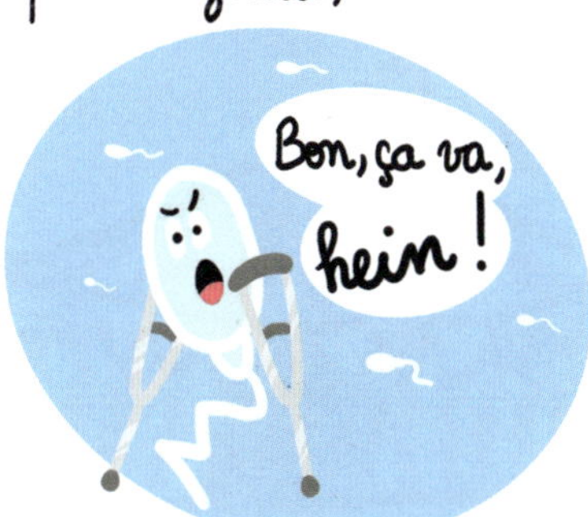


• de nécrospermie (fort pourcentage de gamètes morts dans le sperme)

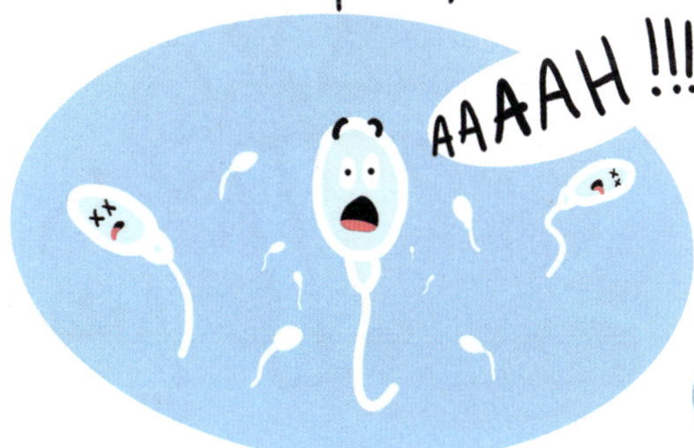

## • Les infertilités excrétoires

Il arrive qu'une altération des voies génitales empêche les spermatozoïdes de parcourir le chemin nécessaire pour permettre la fécondation.

On retrouve 4 grandes familles d'origine à ces altérations :

• l'obstruction des voies séminales

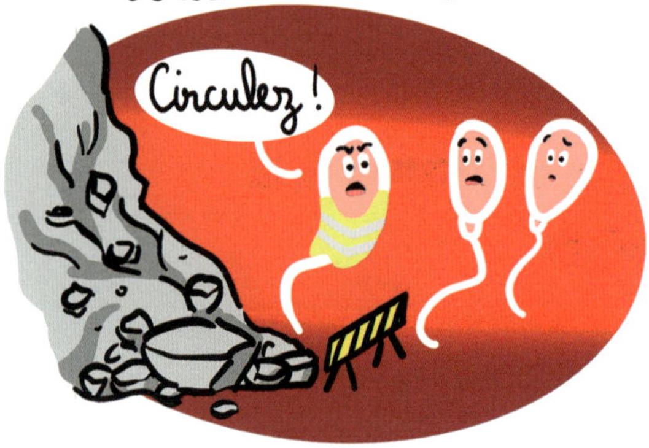


• les infertilités post-infectieuses

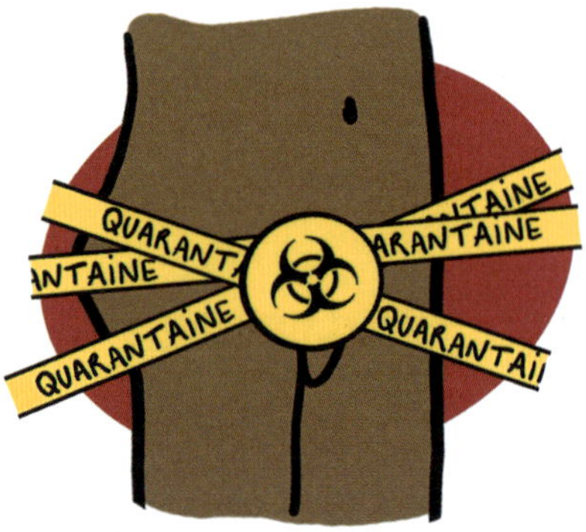


• les infertilités auto-immunes

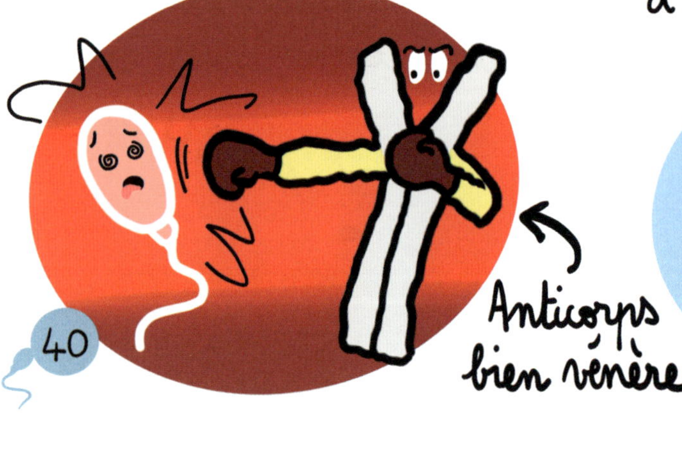


• les troubles de l'éjaculation et les perturbations d'origine sexuelle

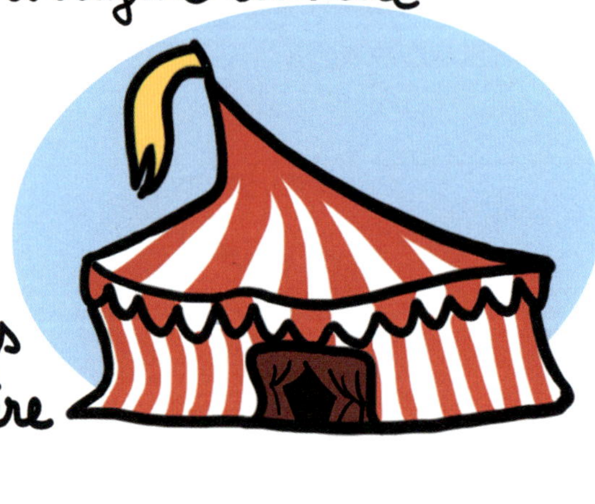

# L'influence de la vie quotidienne sur la fertilité

Certains facteurs dûs aux modes de vie et/ou aux expositions environnementales peuvent impacter la fertilité, et ce, aussi bien chez les ♀ que chez les ♂.

Voici quelques éléments auxquels il faudrait faire attention :

- un IMC (indice de masse corporelle) trop élevé ou trop bas

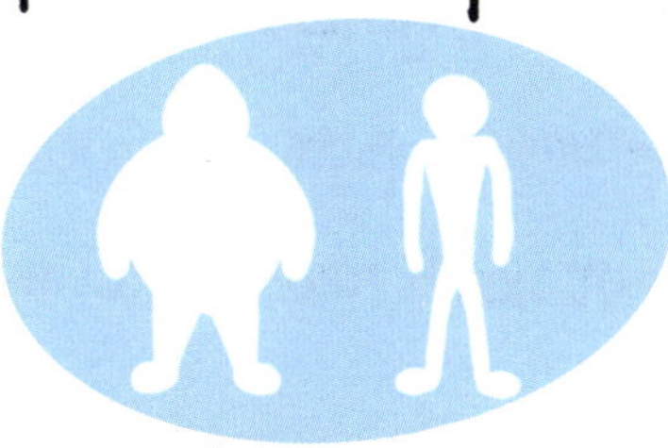

- le sport intensif

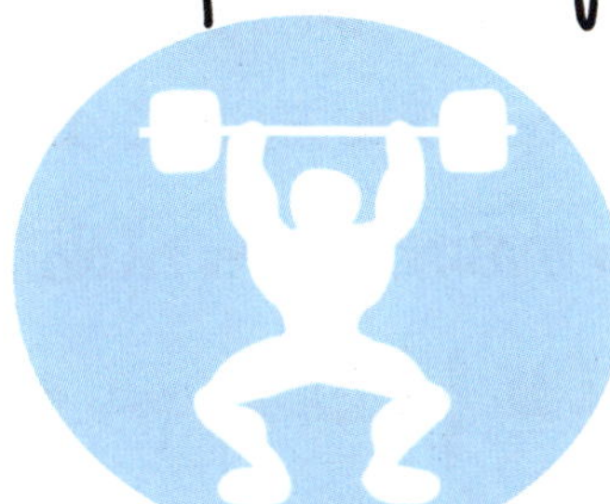

- les conditions de travail extrêmes

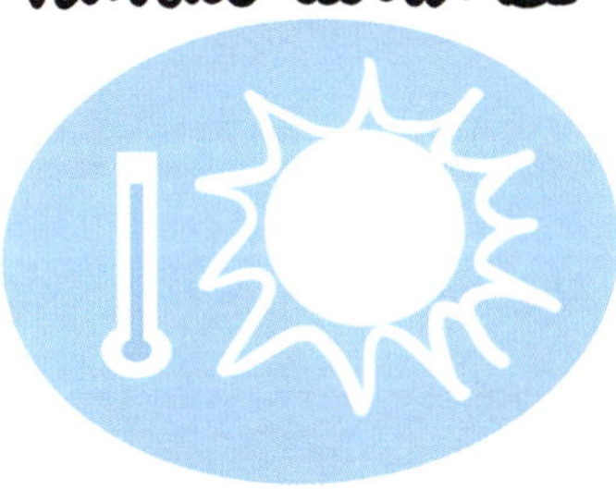

- le stress

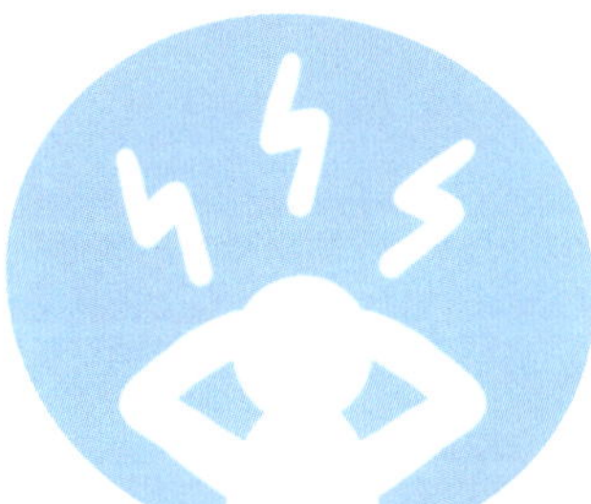

- le tabac, l'alcool, les drogues

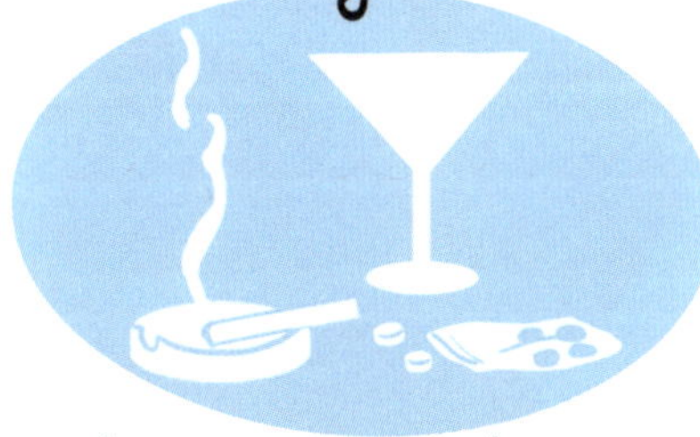

- l'exposition à des substances toxiques

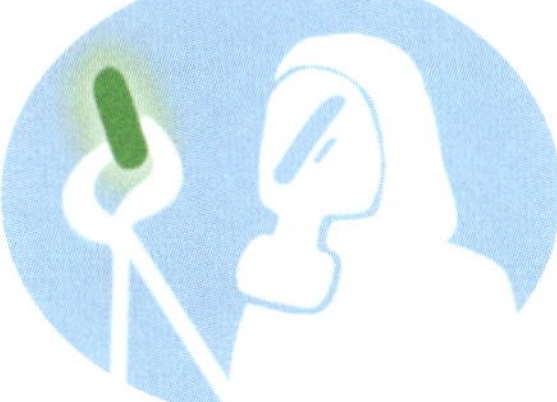

- l'exposition aux pesticides (certains sont des perturbateurs endocriniens avérés)

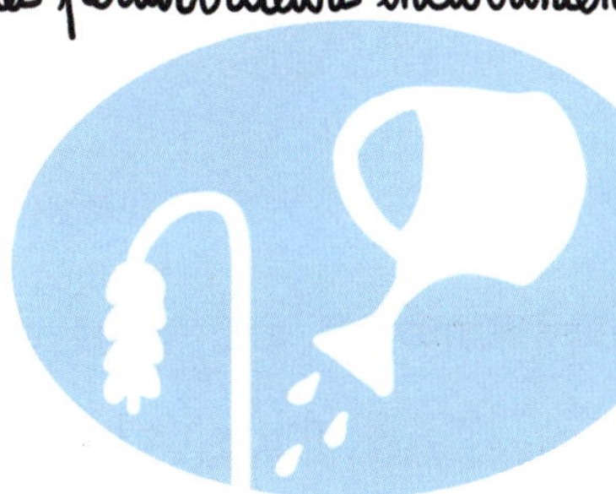

Coup de projecteur sur

# le syndrome des ovaires polykystiques

(aussi appelé SOPK)

Le syndrome des ovaires polykystiques est une pathologie endocrinienne souvent responsable d'infertilité chez la ♀.

## Mais qu'est-ce ?

Le SOPK doit son petit nom à l'aspect qu'il donne aux ovaires. En effet, à l'échographie on peut distinguer de multiples petits kystes qui bossellent lesdits ovaires. En réalité, ces bosses sont formées par la grande quantité de follicules qui ont commencé à grossir sans réussir à mûrir correctement.

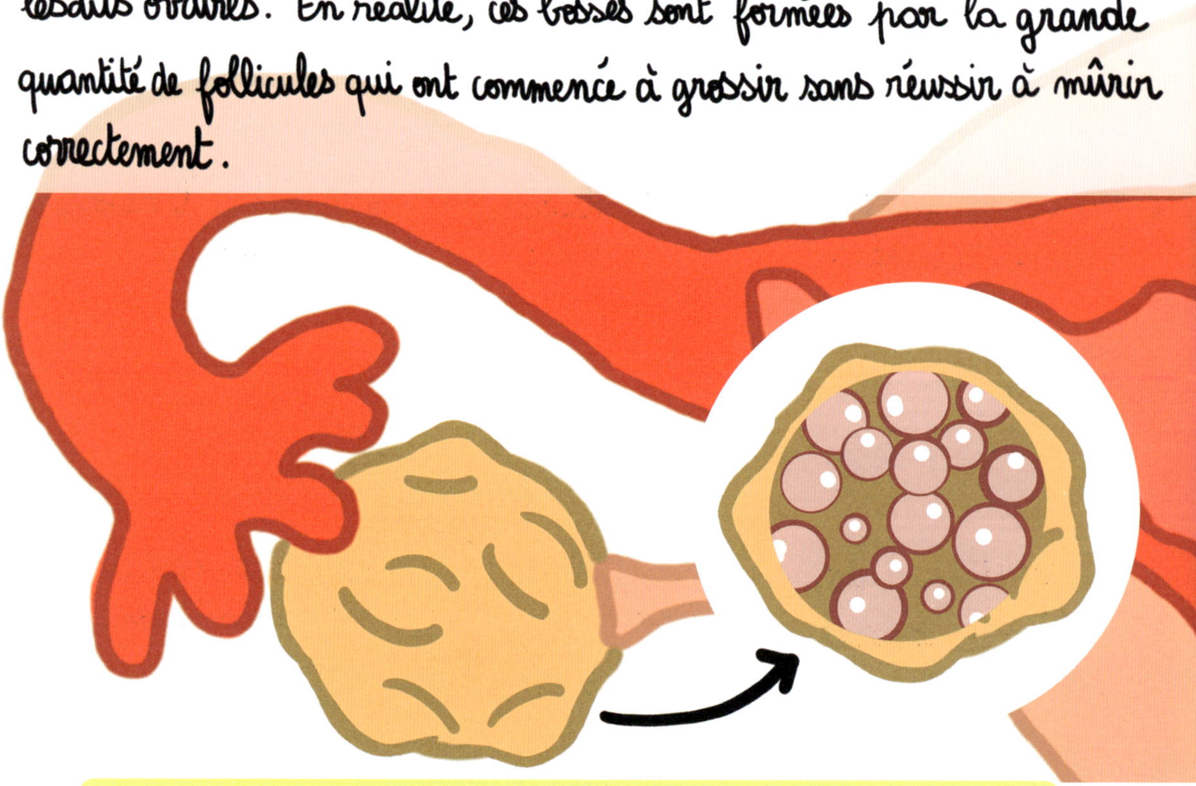

Rappelons qu'un, voire deux, follicules atteignent ce stade et libèrent un ovule (= ovulation) en règle générale.

Dans sa forme la plus avancée, le SOPK entraîne une absence d'ovulation et donc une impossibilité à démarrer une grossesse.

## Quels sont les symptômes ?

### * Du côté gynécologique :

- règles irrégulières, peu fréquentes ou absentes

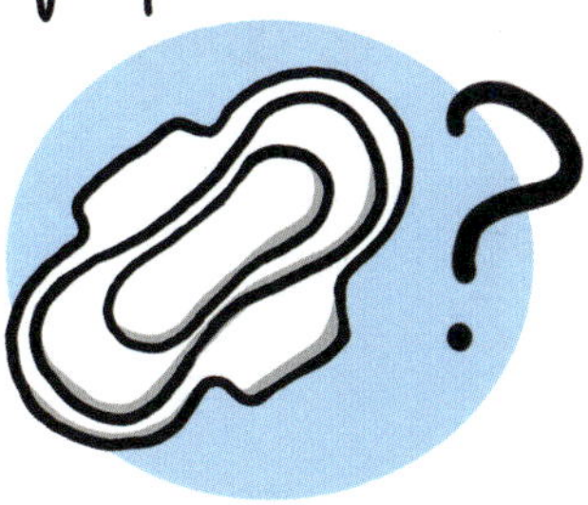

- saignements excessifs pendant les règles

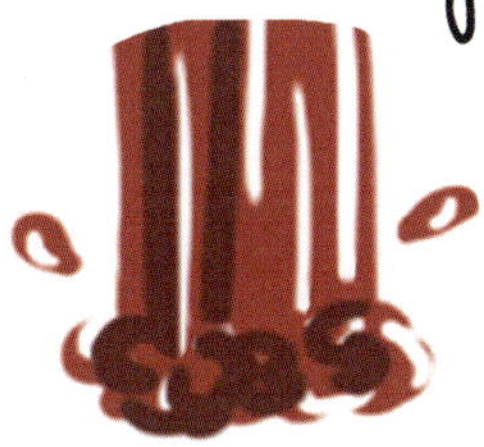

- augmentation du volume des ovaires (à cause des follicules)

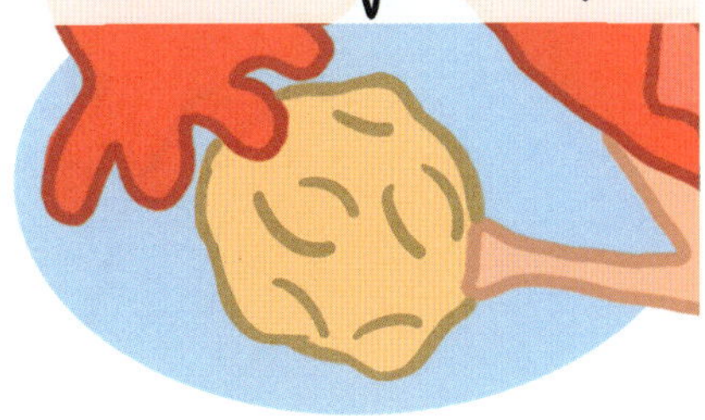

### * Du côté cutané :

- hirsutisme (pilosité sur des zones normalement glabres chez la femme : visage, cou ...)

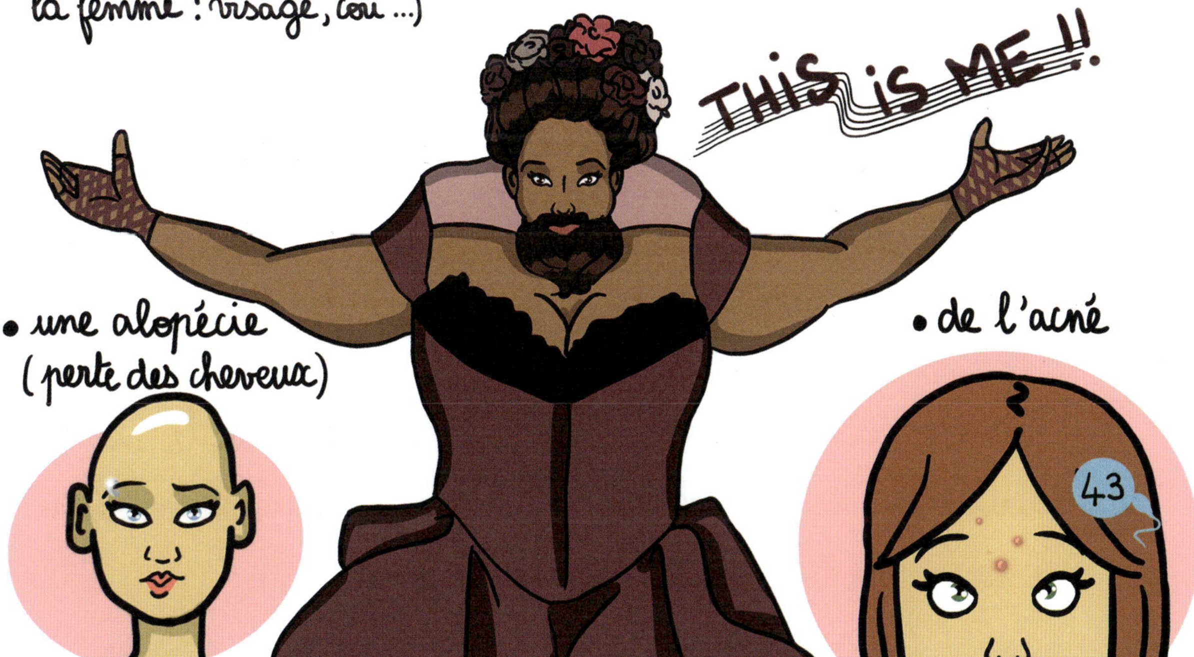


- une alopécie (perte des cheveux)
- de l'acné

• brunissement ou épaississement de la peau au niveau du cou, de l'aine, des aisselles et des replis cutanés

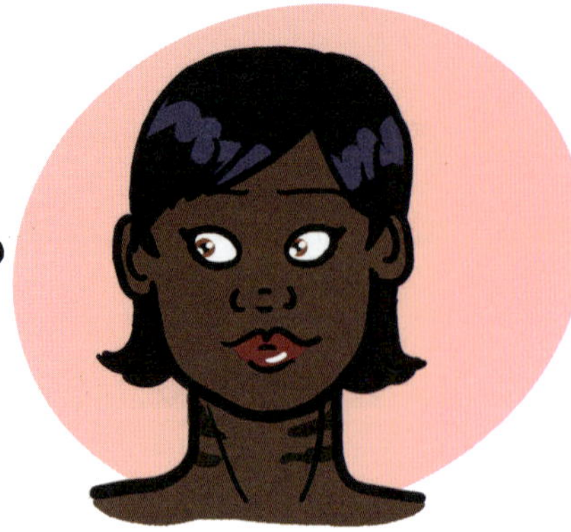

## * Du côté du métabolisme :

• une prise de poids ou obésité

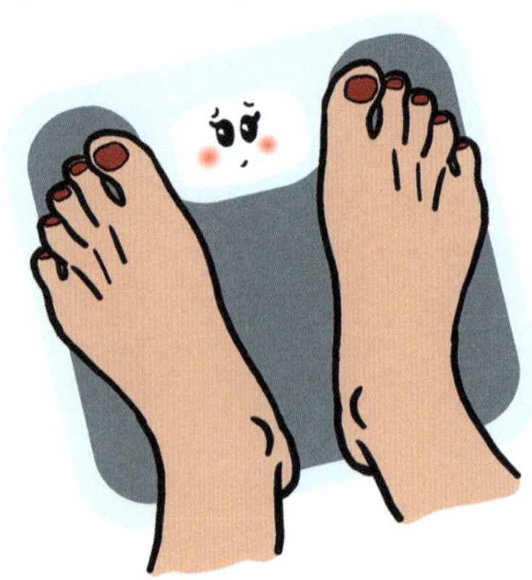

• une augmentation du taux de sucre dans le sang

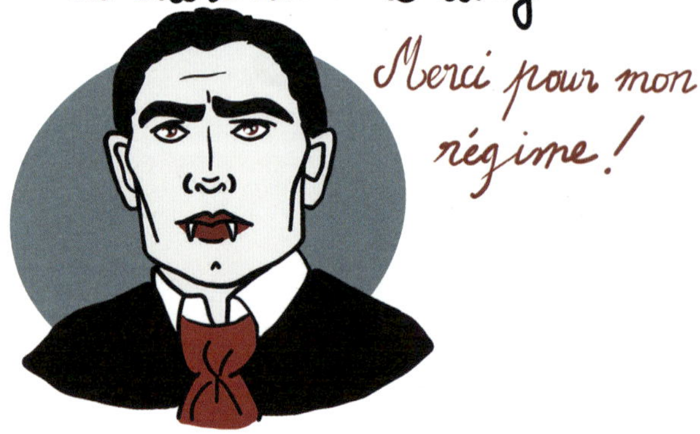


L'hétérogénéité clinique du SOPK rend parfois son diagnostic difficile.

On se basera sur l'analyse des cycles, des bilans hormonaux, une échographie endovaginale et un examen clinique pour tenter de le diagnostiquer.

Actuellement, il n'existe pas de traitement pour le SOPK ; seulement des mesures hygiéno-diététiques pour combattre le surpoids et limiter ainsi les complications.

# Coup de projecteur sur
# l'endométriose
(et sa couz' l'adénomyose)

L'endométriose n'est pas une cause d'infertilité directe mais peut être un facteur aggravant. À ce jour, 1 femme sur 10 est touchée par cette pathologie.

## Mais qu'est-ce ?

L'endométriose se caractérise par la présence de fragments de muqueuse utérine (endomètre) en dehors de la cavité utérine.
Ces fragments peuvent migrer vers les trompes, les ovaires, le vagin, mais aussi s'étendre vers d'autres organes comme la vessie, les intestins ou sur une zone cicatricielle.

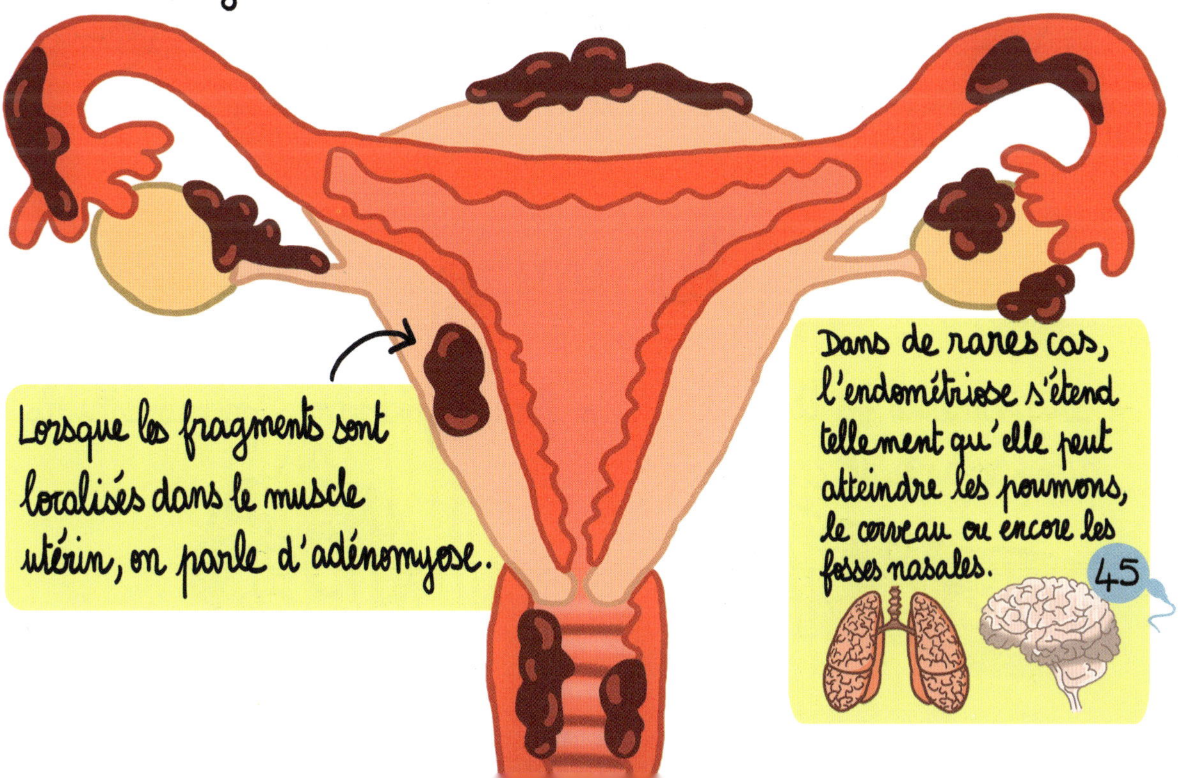

Lorsque les fragments sont localisés dans le muscle utérin, on parle d'adénomyose.

Dans de rares cas, l'endométriose s'étend tellement qu'elle peut atteindre les poumons, le cerveau ou encore les fosses nasales.

L'endométriose peut engendrer deux grandes complications : des douleurs et l'infertilité. Ces douleurs surviennent au moment des règles et sont particulièrement violentes.

## Quels sont les symptômes ?

La gravité de l'affection ne correspond pas forcément à celle des symptômes (pratique...). Il est donc possible d'avoir peu de symptômes ou une combinaison de plusieurs !

### douleurs

- dans le bassin, l'abdomen, le dos et/ou les jambes

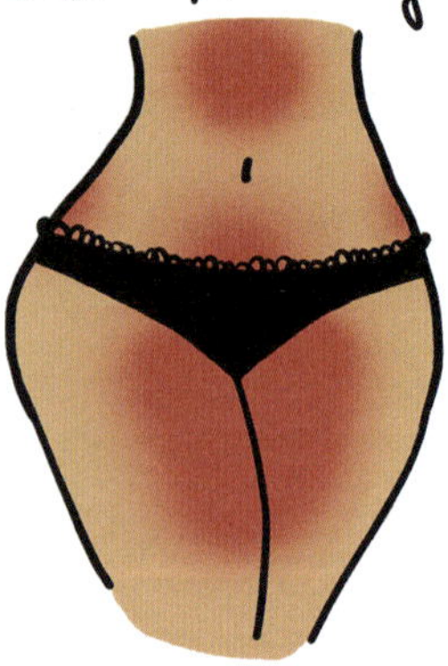

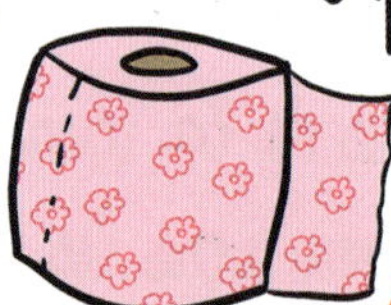

- pendant la digestion, la miction

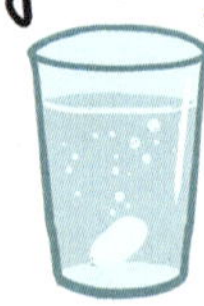

- pendant les rapports

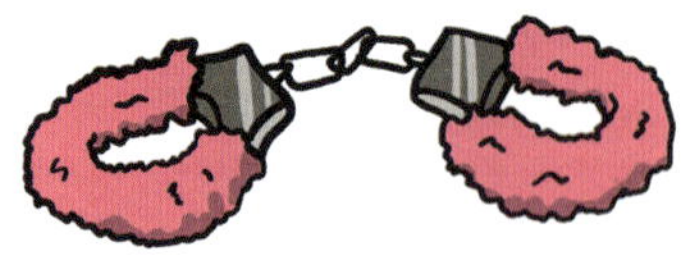

### règles anormales

- saignements forts accompagnés de caillots

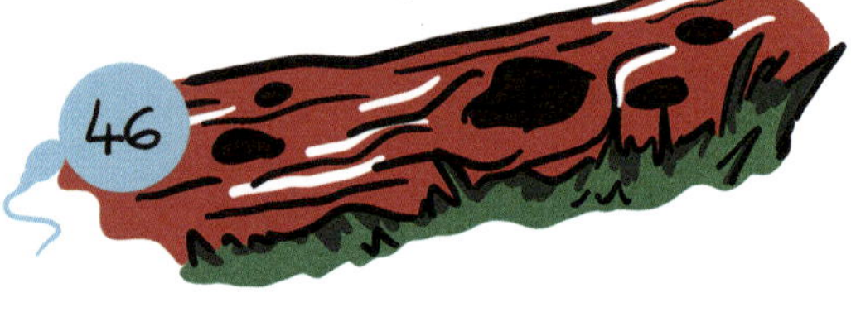

- forts syndromes prémenstruels

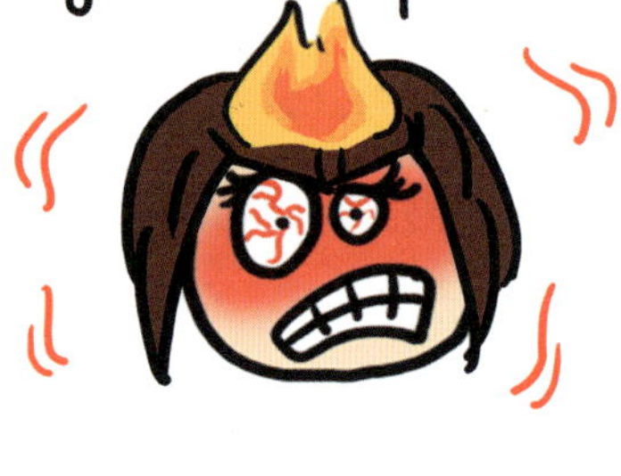

- fatigue, épuisement

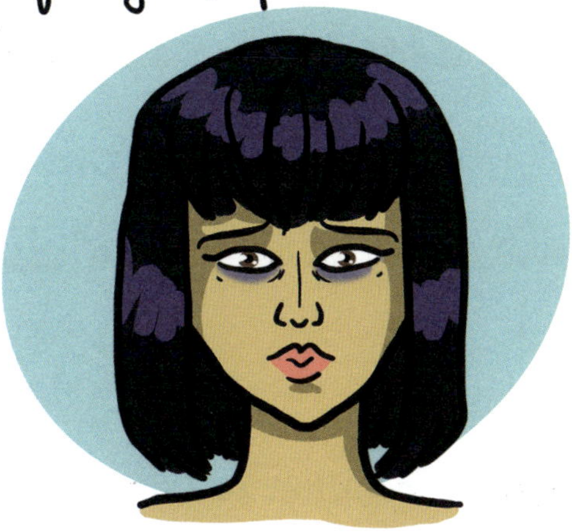

- sautes d'humeur, anxiété, dépression...

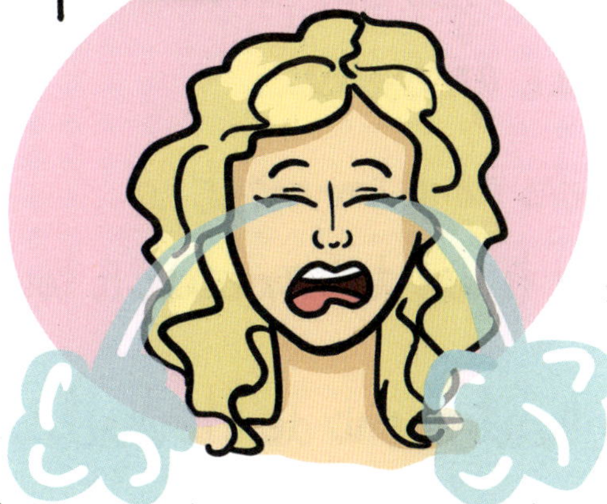

L'endométriose étant une maladie hormonodépendante, les traitements vont tenter de réduire ou supprimer les sécrétions ovariennes en bloquant le système de commande hypothalamus + hypophyse.

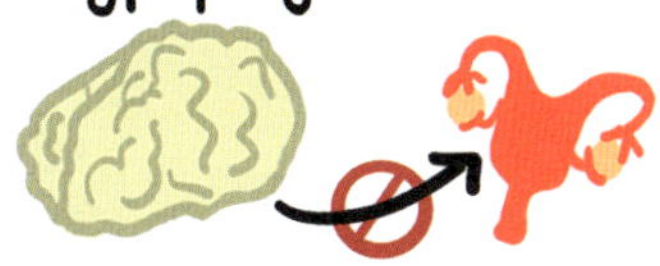

On peut utiliser :

Un progestatif, une pilule oestroprogestative ou (si les symptômes sont très forts) un traitement qui "endort" les ovaires pendant quelques mois (une mini ménopause en gros !)

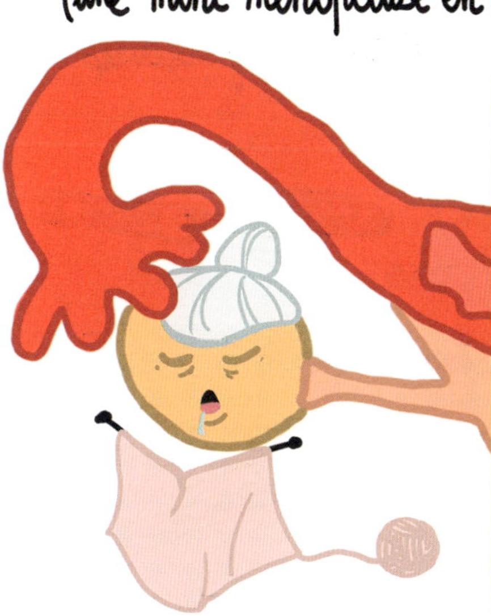

La chirurgie est parfois envisagée bien que techniquement difficile et parfois périlleuse.
En cas d'adénomyose aux douleurs trop importantes et résistant aux traitements, l'hystérectomie devient le dernier recours...
(= ablation de l'utérus)

À présent, nous en savons un peu plus concernant les différentes pathologies qui peuvent ralentir ou empêcher le commencement d'une grossesse.

Voyons donc comment la PMA va intervenir dans le quotidien pour tenter de remédier à tout cela !

## Le traitement de l'anovulation et/ou de la dysovulation

Lorsque les troubles de l'ovulation sont causés par une « mauvaise communication » entre le cerveau et les ovaires, la « ligne » peut être remise en service grâce à des traitements médicamenteux (chouette alors !)

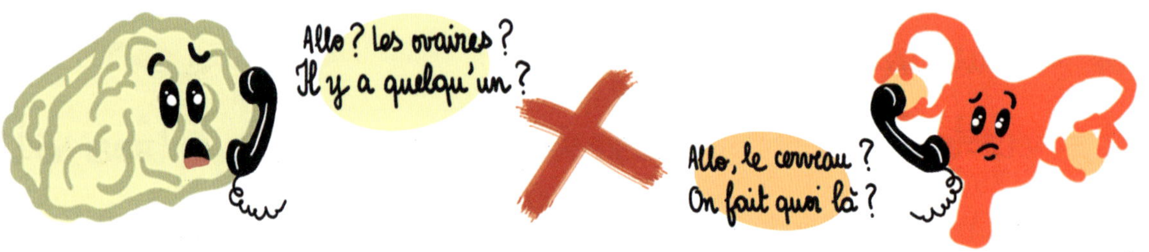
Allo ? Les ovaires ?
Il y a quelqu'un ?
Allo, le cerveau ?
On fait quoi là ?

Le citrate de clomifène, la FSH recombinante ou urinaire purifiée permettent d'induire la croissance et la maturation des follicules en vue d'une ovulation.

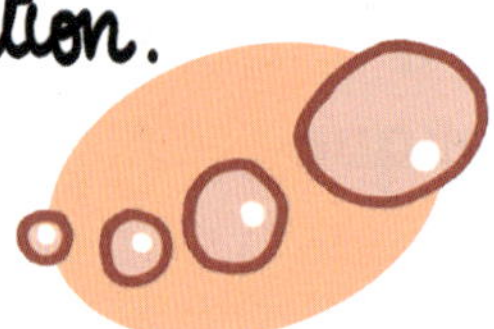

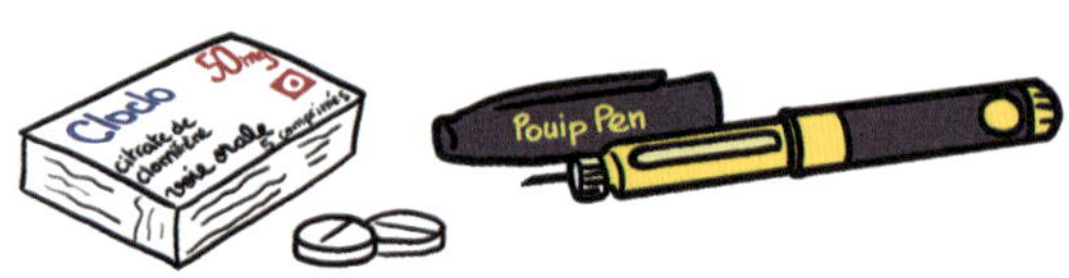
Clodo
Pouip Pen

D'autres hormones sont utilisées pour déclencher la ponte de l'ovule (l'HCG, présente dans le placenta).

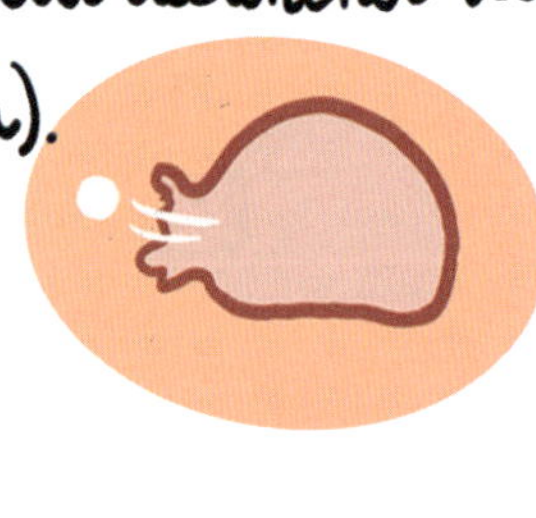

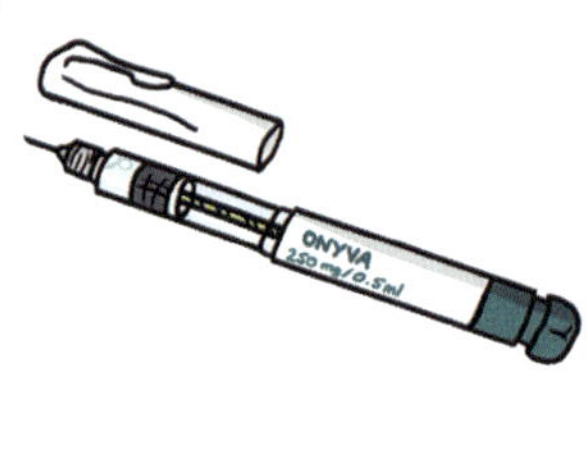

Si tout cela vous fait penser à une jolie promenade de santé, attendez-vous tout de même à quelques « petits » changements dans votre quotidien.

Ce que l'on appelle la stimulation ovarienne s'accompagne d'une surveillance particulière afin d'éviter une hyperstimulation. Les ovaires et les hormones sont donc observés par cette équipe de choc :

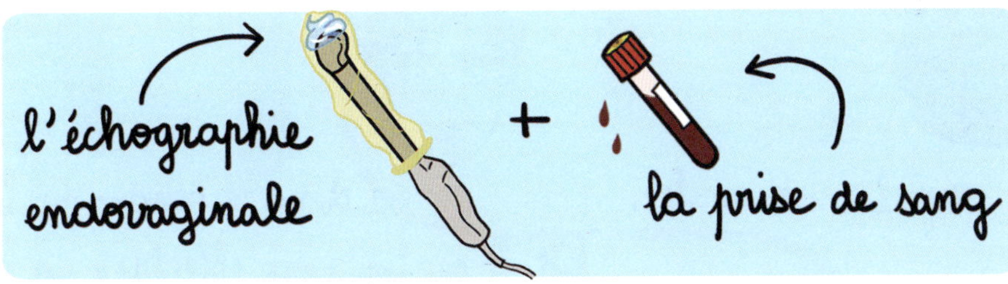


Prenons un cycle d'exemple pour mieux comprendre ce qu'implique ce type de traitement :

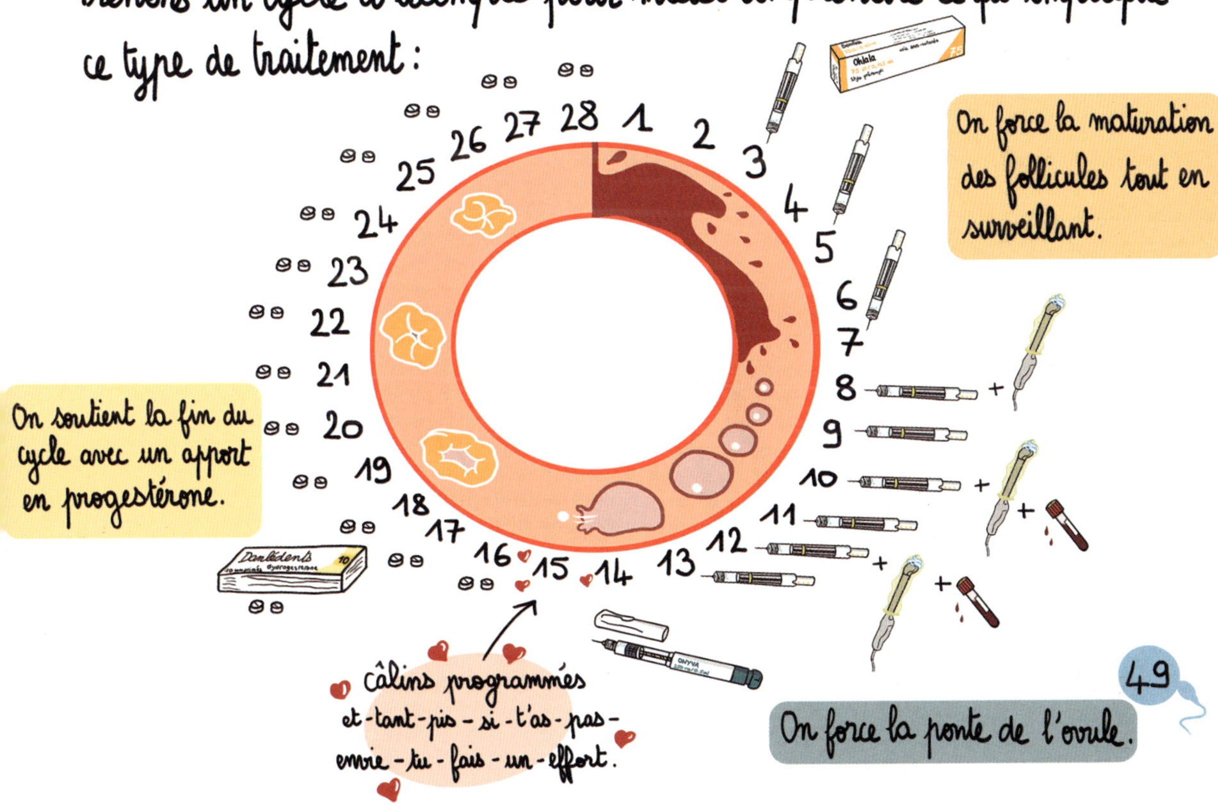

# L'insémination artificielle

Lorsqu'il s'agit d'insémination artificielle, le cycle va se présenter de la même manière jusqu'au jour du déclenchement de l'ovulation.

Tout comme pour le coït programmé, une séance de gymnastique démarre en imposant une très bonne coordination ! Voyez plutôt :

C'est le jour J !

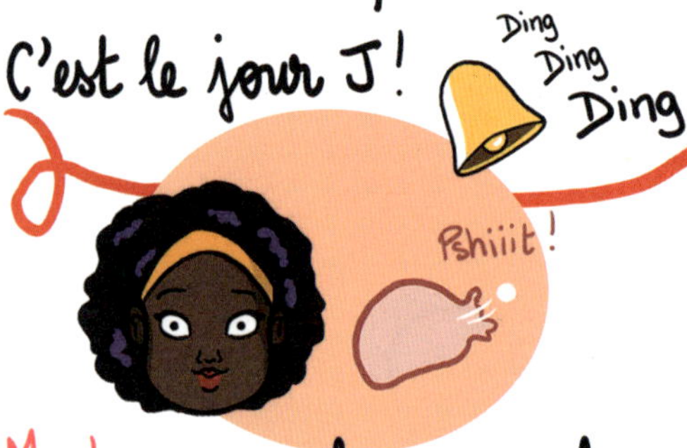


Madame expulse un ovule.

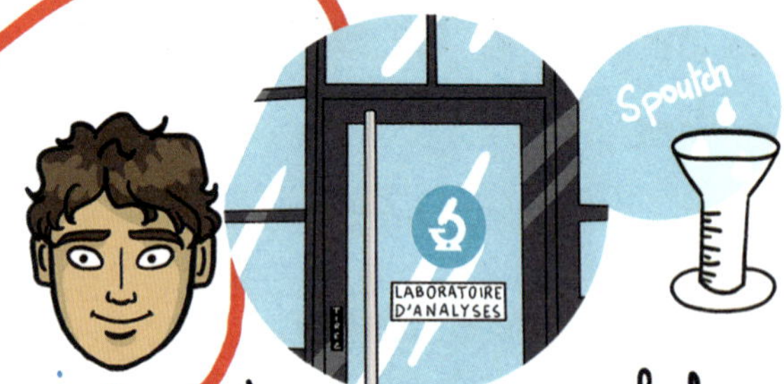


Monsieur va donc se rendre au laboratoire tôt le matin pour effectuer un recueil de sperme.

Le sperme est alors centrifugé (entre autres) de manière à ne garder que les spermatozoïdes les plus vigoureux.

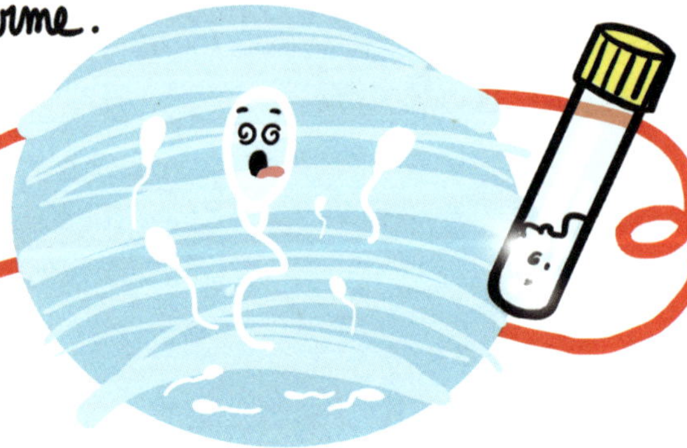

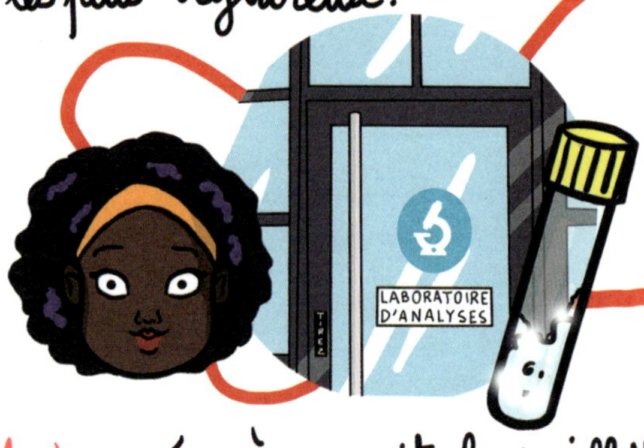


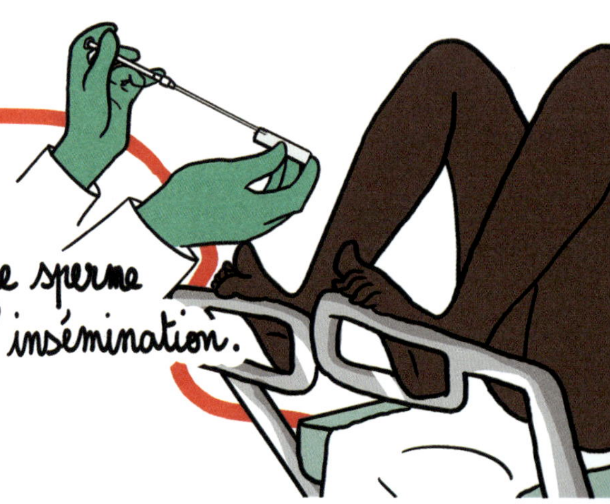

Madame récupère ensuite les paillettes de sperme et fonce chez son gynécologue pour l'insémination.

# La Fécondation in vitro (FiV)

Avant de nous attaquer au plus gros « morceau » de la PMA, intéressons-nous d'abord à l'histoire de sa création.

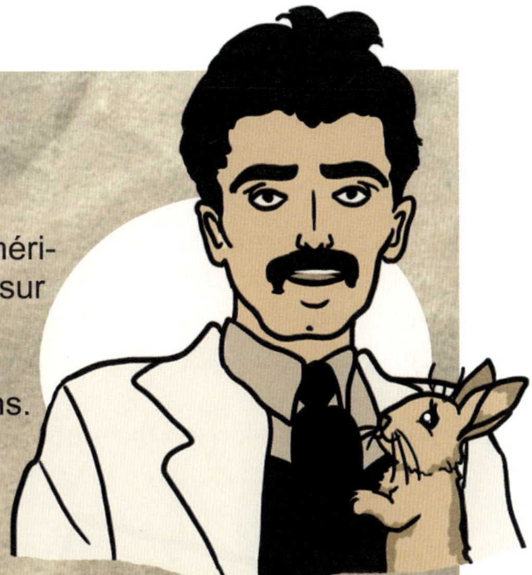

## PREMIÈRES RECHERCHES

C'est **Gregory Pincus**, un chercheur américain, qui a publié la toute première étude sur la **fécondation in vitro** en 1934.

Cette dernière a été effectuée sur des lapins.

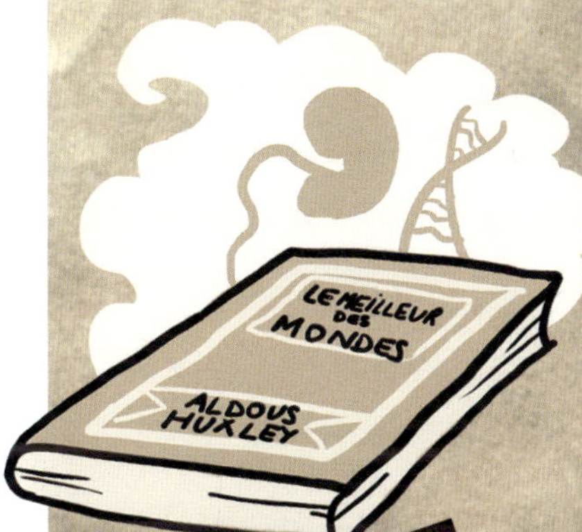


Mais **Pincus** est en avance sur son temps. Son expérience est largement critiquée.

En effet, **Aldous Huxley**, écrivain américain, vient de publier son roman Le Meilleur des mondes. Il y raconte l'histoire cauchemardesque de bébés-éprouvettes nés sans humanité ni esprit.

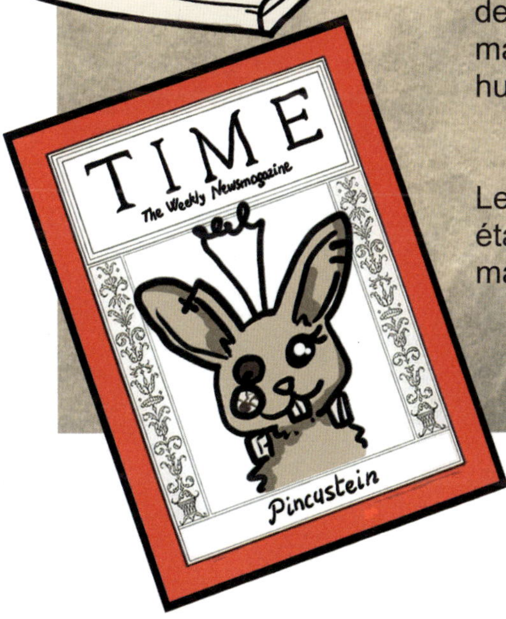


Le Times Magazine dépeint Pincus comme étant « un docteur Frankenstein » transformant la Science-Fiction en réalité.

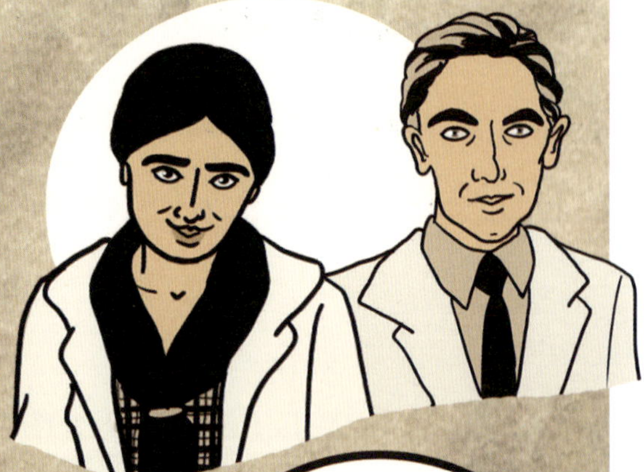

**John Rock** et **Miriam Menkin**, deux chercheurs américains, entendent parler des travaux de Pincus.

Spécialistes en obstétrique et gynécologie, ils souhaitent appliquer cette technique pour combattre l'infertilité féminine.

Après de nombreuses tentatives, Miriam Menkin est témoin en **1944** de la première fécondation ayant lieu hors du corps de la femme, dans une boîte de Pétri.

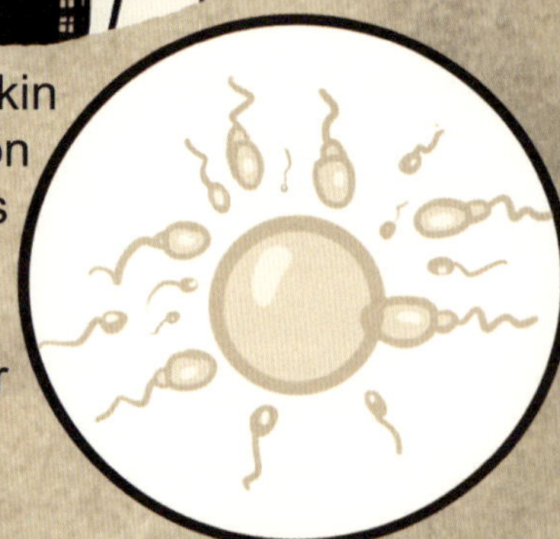

Rock et Menkin ne tentent pas de réimplanter les embryons dans l'utérus humain.

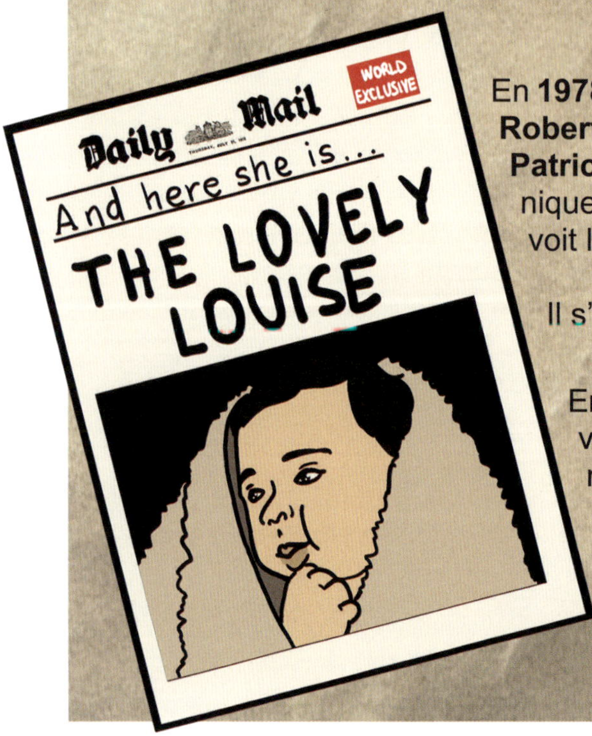
WORLD EXCLUSIVE
Daily Mail
And here she is...
THE LOVELY LOUISE

En **1978**, grâce au travail du physiologiste **Robert Edwards** et du gynécologue **Patrick Steptoe**, tous deux britanniques, le premier bébé conçu par FIV voit le jour en Grande-Bretagne.

Il s'agit de la petite **Louise Brown**.

En **France**, le premier « bébé-éprouvette » est né en **1982** grâce à la technique de la FIV effectuée par l'équipe du **Dr. Jacques Testart (biologiste)** et du **Pr. René Frydman (gynécologue)** à l'hôpital de Clamart.

Maintenant que l'Histoire de la fécondation in vitro n'a plus de secrets pour nous, partons à la rencontre de son mignon petit protocole pas du tout invasif. (ha ha ha !)

Pour faire simple, nous allons découper ce protocole en 4 temps forts. Vous êtes prêt·e·s ? C'est parti !

## Temps fort n°1 : la stimulation

Comme lors de l'insémination artificielle, la stimulation des ovaires va intervenir sur la première partie du cycle sous la forme d'injections quotidiennes.

**Astuce :**
Vous pouvez vous faire vos injections seules (pratique pour s'organiser) ou les faire faire à Monsieur.

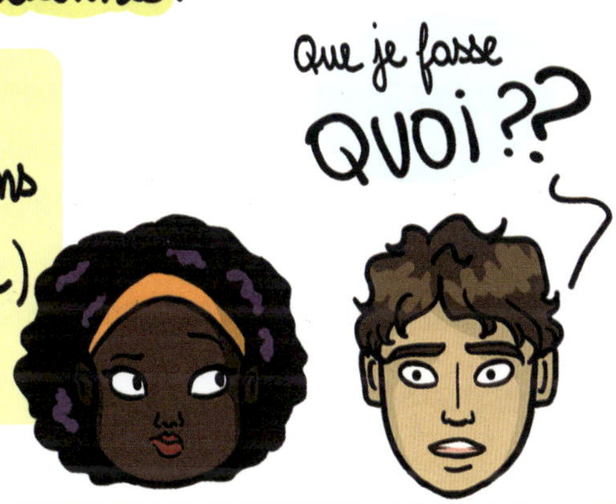


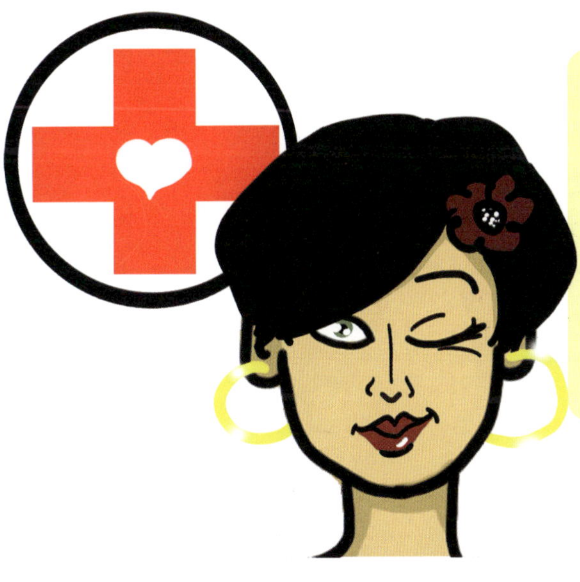

**Astuce bis :**
Si vous ne vous le sentez pas, une ordonnance peut aussi vous être remise (en France) pour une intervention d'infirmier(e).

Bien entendu, on va retrouver les partenaires officiels de la stimulation, j'ai nommé l'échographie endovaginale et la prise de sang.

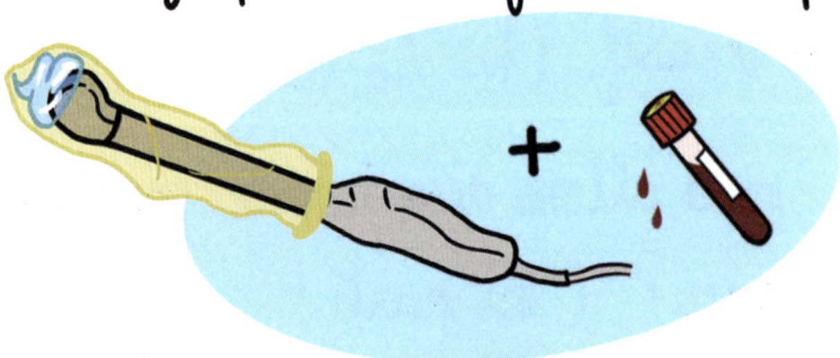

L'objectif est d'obtenir un nombre important de follicules mûrs pour le jour de la ponction des ovocytes.

## Temps fort n°2 : la ponction

Lorsque les follicules sont mûrs, l'heure est venue de passer à la ponction. Pour ce faire, Madame va subir une anesthésie (locale ou générale) et pour cause :

- Une fine aiguille est introduite dans le vagin, sous contrôle échographique.

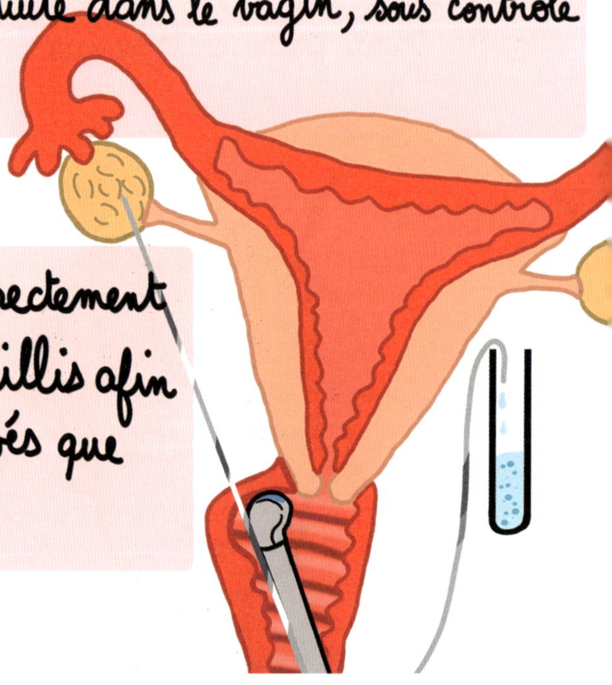

- Les ovocytes sont aspirés directement dans les ovaires, puis recueillis afin d'être triés : ne sont conservés que les ovocytes matures.

Pendant ce temps, Monsieur va effectuer un recueil de sperme ou dans certains cas, le sperme stocké est décongelé, puis les gamètes sont placés ensemble pour LA RENCONTRE.

## Temps fort n°3 : la fécondation (en FIV classique)

Les spermatozoïdes, triés sur le volet, sont mis en contact quelques heures après le recueil avec les ovocytes.

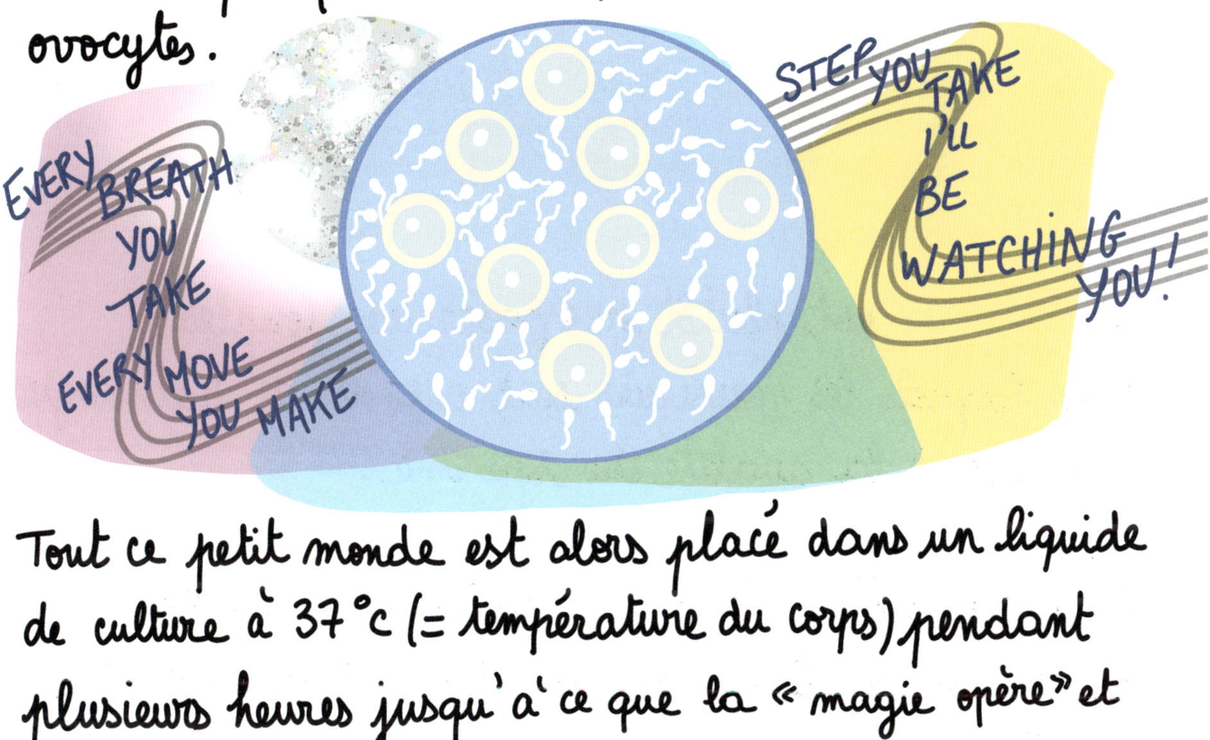
EVERY BREATH YOU TAKE
EVERY MOVE YOU MAKE
STEP YOU TAKE
I'LL BE WATCHING YOU!

Tout ce petit monde est alors placé dans un liquide de culture à 37°c (= température du corps) pendant plusieurs heures jusqu'à ce que la « magie opère » et que les spermatozoïdes fécondent les ovules.

En moyenne, 50% des ovocytes sont fécondés, mais à ce stade, rien n'est encore gagné !

## Variante de la FIV : la FIV-ICSI

La FIV avec injection intra-cytoplasmique de spermatozoïdes (Intra Cytoplasmic Sperm Injection) est une technique qui consiste à injecter le spermatozoïde directement à l'intérieur de l'ovocyte.

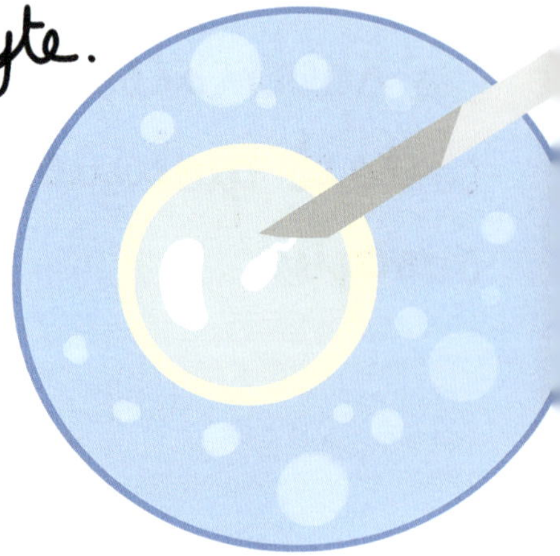

**Avantage de cette technique :** elle permet d'obtenir un meilleur taux de fécondation.

La FIV-ICSI est plutôt proposée aux couples pour lesquels les messieurs sont atteints de pathologies diminuant la qualité du sperme.

Les ovocytes fécondés commencent à se multiplier. En 24 heures, ils deviennent des embryons de 2 à 4 cellules.

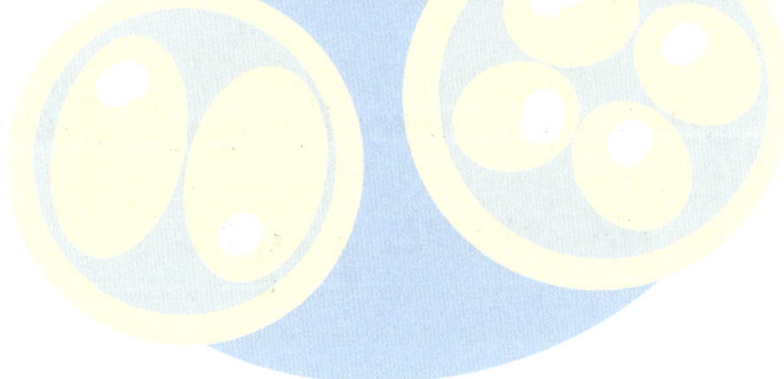

## Temps fort n°4 : le transfert embryonnaire

De 2 à 5 jours après la fécondation, **1 à 2 embryons** sont **transférés** dans l'utérus de Madame. Cette étape est **rapide** et **sans douleur**.

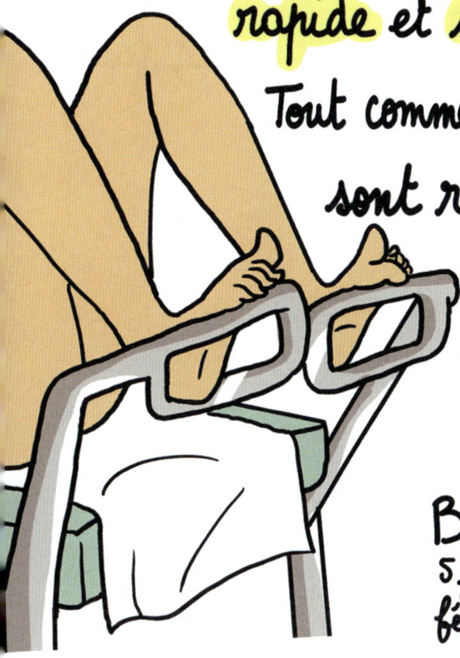

Tout comme pour l'insémination, les embryons sont réimplantés à l'aide d'un cathéter fin et souple.

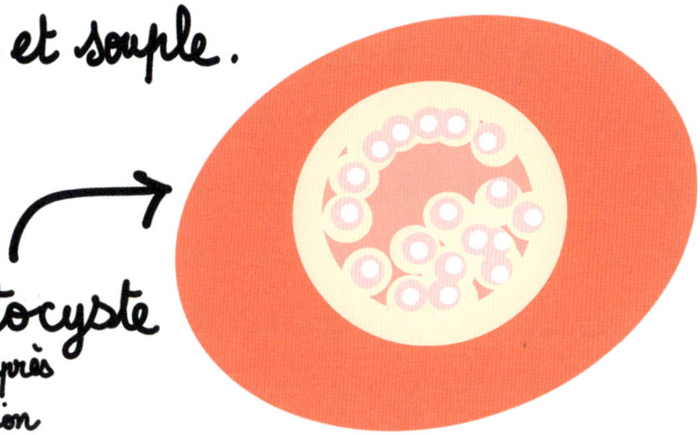

Blastocyste
5 jours après fécondation

Après cela, Madame va retourner à ses **occupations habituelles**. La fin du cycle peut être soutenue par un traitement hormonal pour **favoriser l'implantation** du ou des embryon(s).

Les embryons surnuméraires (restants) sont alors congelés pour d'éventuelles tentatives ultérieures (si le couple le souhaite).

Dès le 6ème jour, l'embryon se débarrasse de sa carapace protectrice et va venir se coller contre la paroi utérine gorgée de sang et prête à l'accueillir.

Les jours suivants, l'embryon creuse son nid, des échanges sanguins et en oxygène se font et... la nidation est faite.

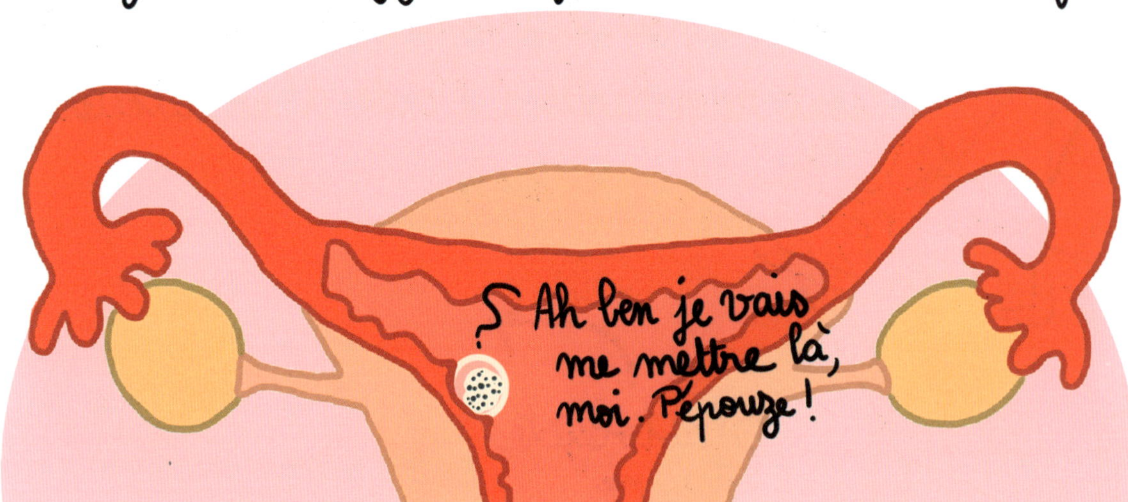


C'est à ce moment-là que commence à être sécrétée l'hormone de grossesse, Bêta-hCG, d'abord en faible quantité, puis de plus en plus à mesure que les échanges s'intensifient.

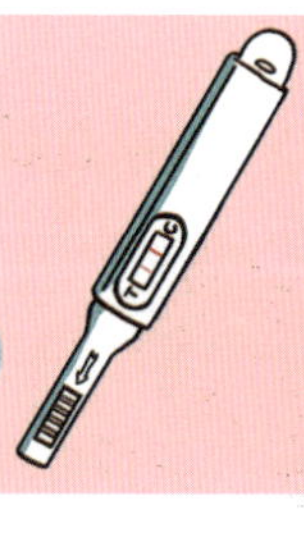

14 jours après la fécondation, les tests de grossesse peuvent détecter la présence de cette hormone avec certitude.

S'en suit alors une longue, très longue période d'attente à guetter le moindre changement dans le corps, à interpréter le plus petit gargouillis comme la révélation de la présence d'un petit quelqu'un qui pousse sous le nombril.

Et, au moment supposé de l'arrivée des règles suivantes, c'est le branle-bas de combat !

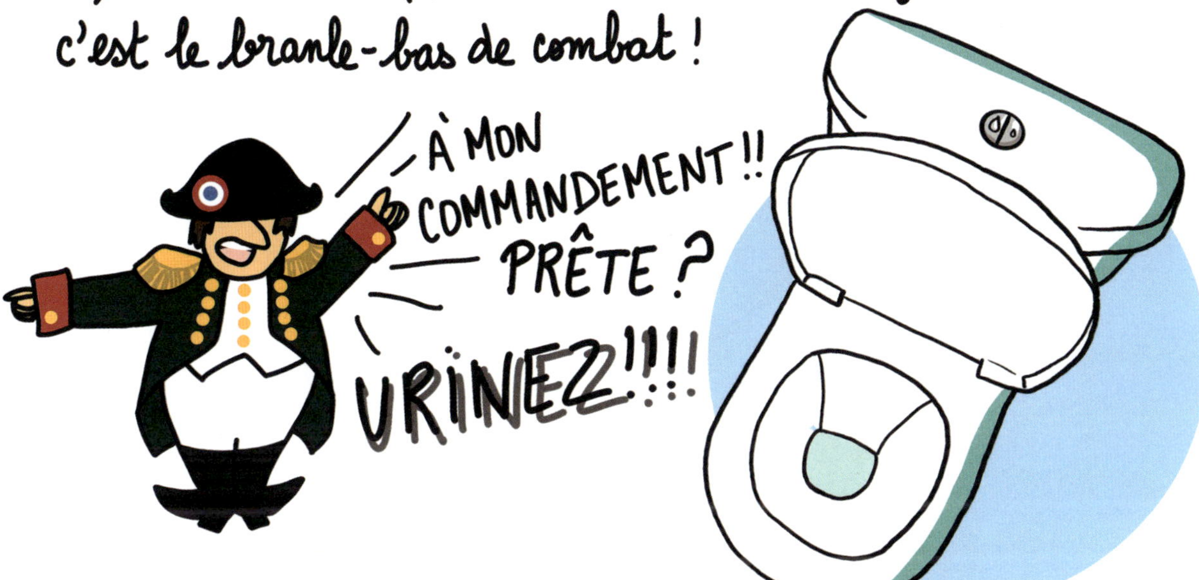


Généralement, il y a deux options :

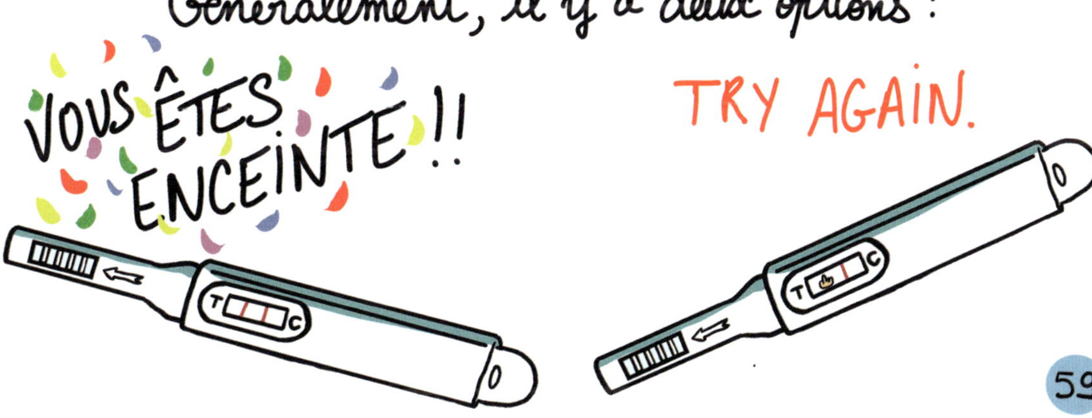

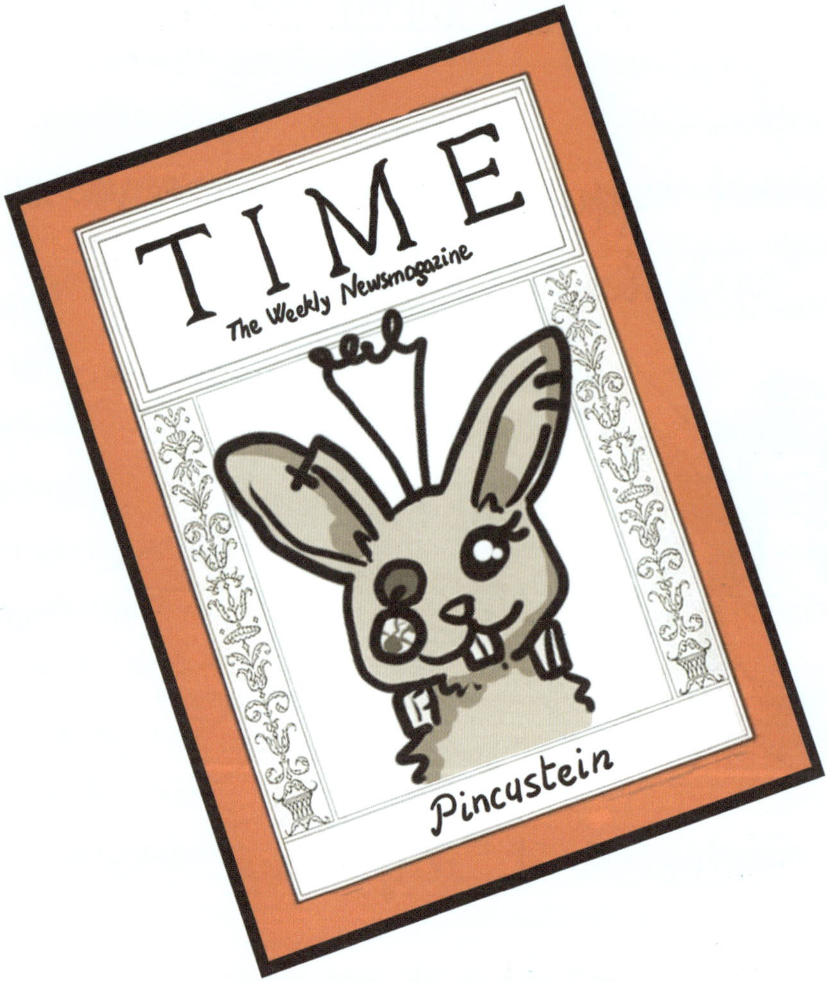
TIME
The Weekly Newsmagazine
Pincustein

# Chapitre 3 :

# La PMA et le couple

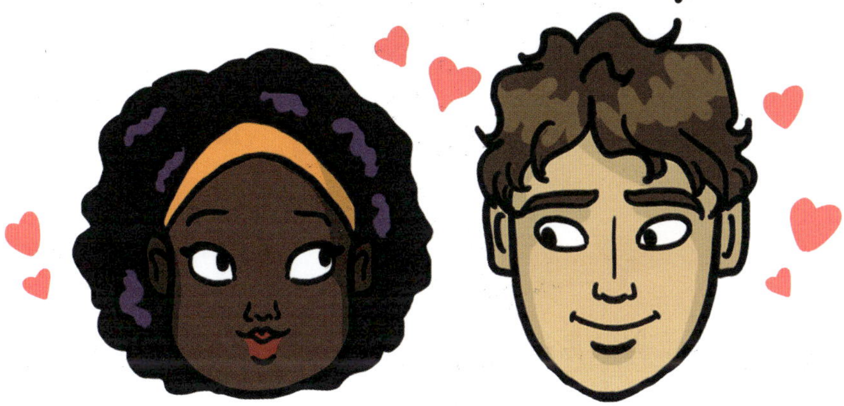

# Thème 1 : Le décalage ♀/♂

## L'aventure de Madame

**Les examens initiaux :**
- une échographie endovaginale
- une prise de sang
- une hystérosalpingographie

**Les traitements**
- la prise de compléments hormonaux
- des injections d'hormones
- une anesthésie (ponction)

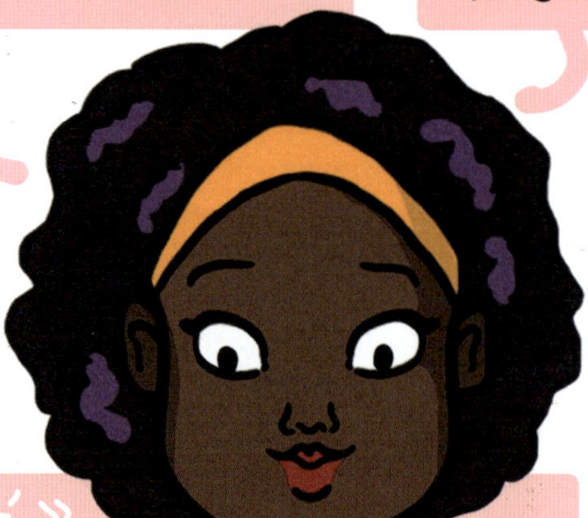

**Les « à côté » :**
- prendre les multiples rendez-vous
- organiser son emploi du temps
- subir les effets des traitements

Niveau de prise de tête

Intrusions dans l'emploi du temps
★★★★☆

Douleur physique
★★★☆☆

Perte d'intimité
★★★★★

Bouleversement physique et hormonal
★★★★★

Si la PMA est une « aventure » qui se vit en couple, sa perception et son ressenti n'ont rien d'égalitaire.

# L'aventure de Monsieur

## Les examens initiaux :

- un spermogramme
- une prise de sang

Plus rarement :

- une échographie testiculaire

## Les traitements

- la prise de médicaments en cas d'infection

Plus rarement :

- une anesthésie (prélèvement testiculaire)

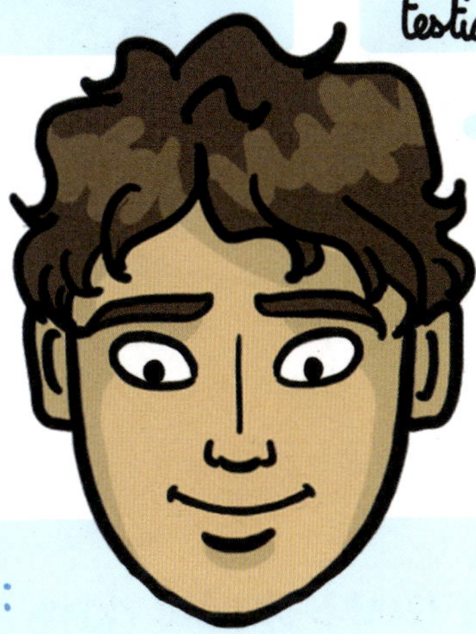

## Les « à côté » :

- quelques rendez-vous à prendre

Niveau de prise de tête

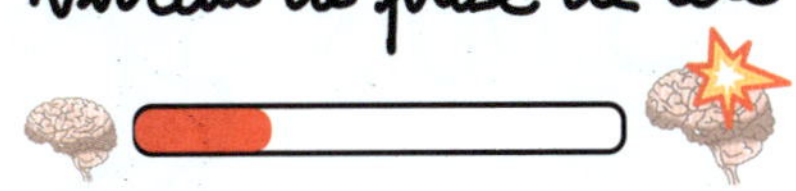

Intrusions dans l'emploi du temps

★★☆☆☆

Douleur physique

★☆☆☆☆

Perte d'intimité

★★★☆☆

Bouleversement physique et hormonal

★☆☆☆☆

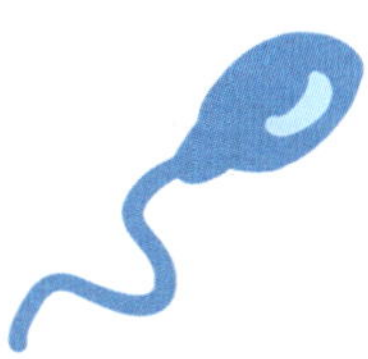

Les deux parcours sont liés, mais celui vécu par les ♂ est bien souvent moins invasif et contraignant.

Ce combat se mène néanmoins à deux et le soutien mutuel est indispensable pour tenir le coup.

## Thème 2 : Le temps qui passe

Lorsque l'on entre en PMA, le temps devient élastique. D'abord, il y a l'empressement du lancement du parcours au cours duquel les premiers examens du bilan d'infertilité s'enchaînent. OU PAS !

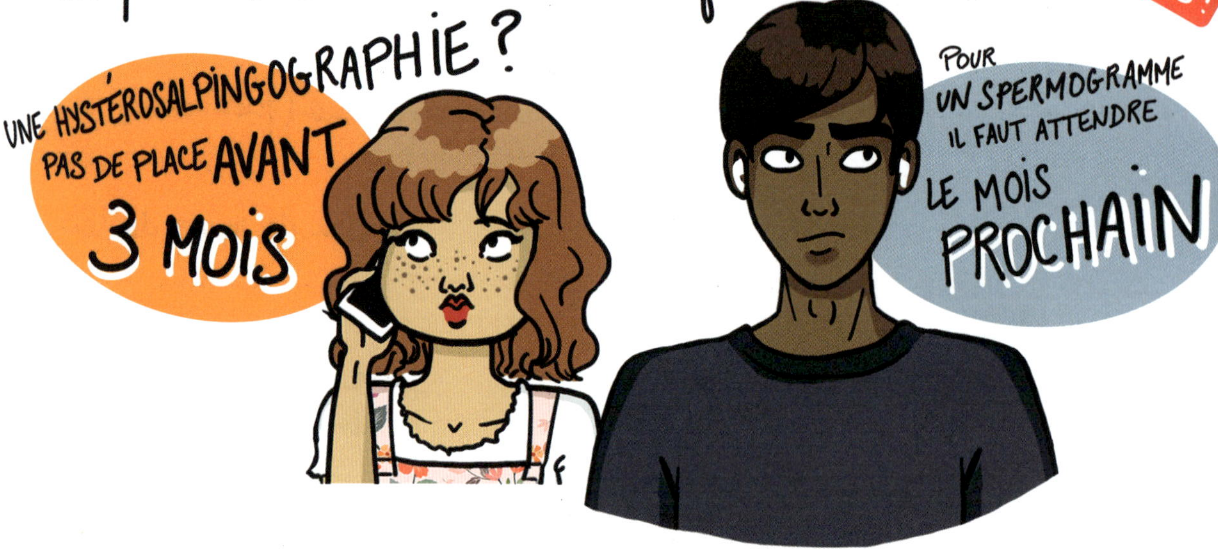
UNE HYSTÉROSALPINGOGRAPHIE ? PAS DE PLACE AVANT 3 MOIS
POUR UN SPERMOGRAMME IL FAUT ATTENDRE LE MOIS PROCHAIN

Et puis, il y a tout ce temps passé dans les salles d'attente, ou celui qui nous sépare de l'arrivée de résultats décisifs.

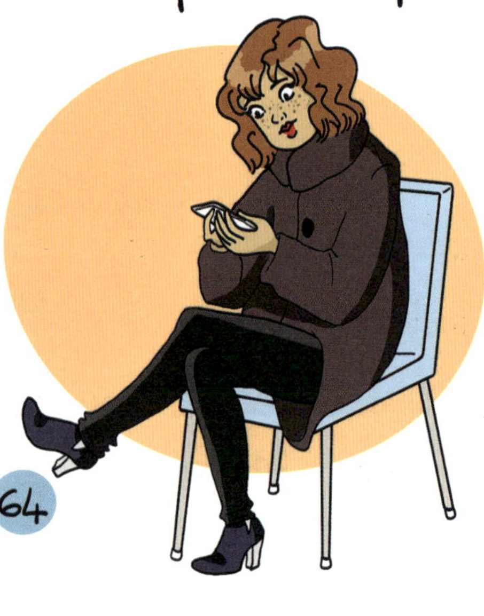

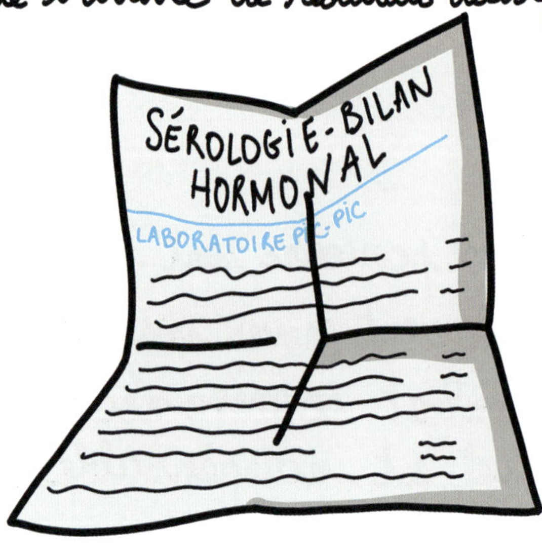
SÉROLOGIE - BILAN HORMONAL
LABORATOIRE PIC-PIC

Entre chaque étape, le temps semble s'étirer aussi, et même lorsqu'il s'agit d'une tentative, les jours qui séparent l'ovulation de l'arrivée des règles donnent l'impression de rallonger.

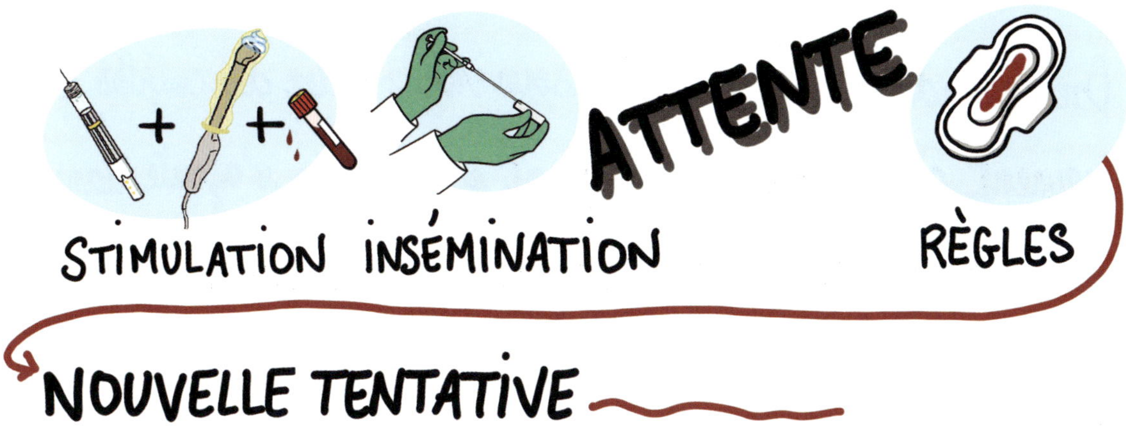


En réalité, tout cela prend beaucoup de temps. Les couples ne sont pas égaux dans ce parcours et la comparaison peut facilement devenir douloureuse. Aussi, il est bon de se souvenir qu'il n'est pas inscrit sur le front des bébés combien de temps ils ont mis à arriver.

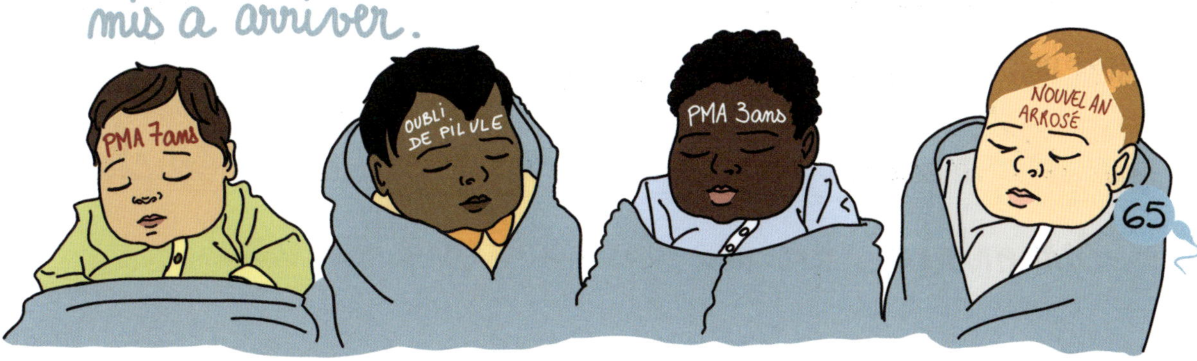

## Thème 3 : La réalité de la fausse-couche

Ceux qui ont traversé cette épreuve le savent déjà : la fausse-couche est une douleur et une violence que la société ne reconnaît pas.

On entend de plus en plus souvent parler des couples qui peinent à concevoir un enfant et parfois s'ajoute dans les conversations ce détail : « Elle a fait une fausse-couche. »

Alors, en effet, cela ajoute du pathos dans les conversations, mais c'est justement cette ignorance qui creuse le fossé qui sépare ces couples endeuillés de ceux qui ne l'ont jamais été.

Il n'y a pas de tombe, pas de prénom, mais l'étincelle du rêve se réalisant a scintillé pour ce couple qui s'est vu devenir "parents" pour cesser brusquement de l'être.

Du côté médical, en revanche, les fausses-couches démontrent qu'une fécondation a eu lieu.

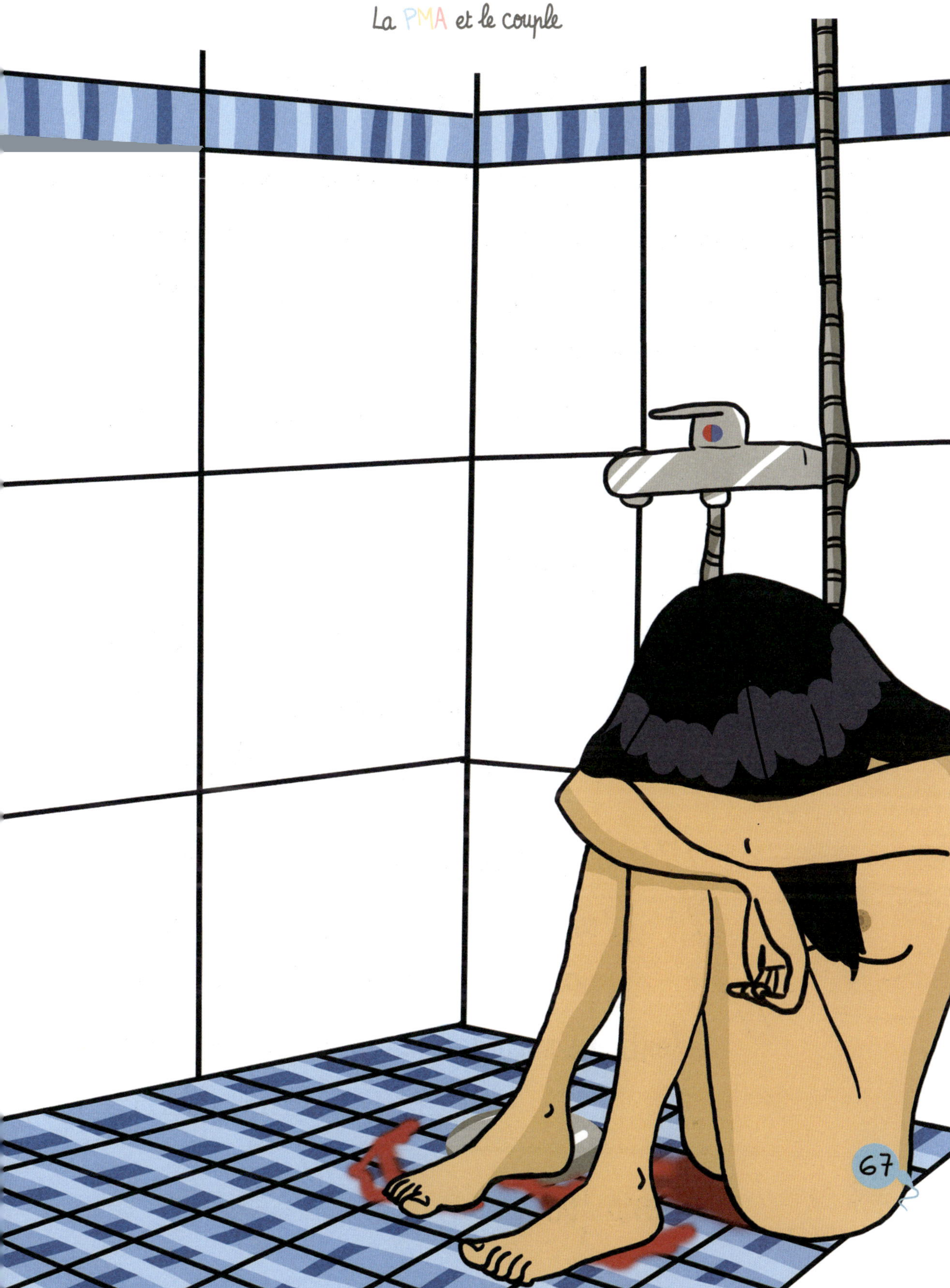

## Thème 4 : « Arrêtez donc d'y penser ! »

L'entrée en PMA est un grand chamboulement dans la vie, d'une part à cause des nombreuses contraintes d'emploi du temps qui donnent un rythme d'enfer au quotidien, mais d'autre part car le « lancement des opérations » va délier les langues.

Attendez-vous à une averse de bons conseils en tout genre, dont le plus courant est le fameux :

« Arrêtez d'y penser et ça finira par marcher ! »

Alors, c'est vrai, on peut avoir tendance à se gâcher le moral lorsqu'on est en PMA, surtout quand les échecs s'additionnent à la fatigue, aux fluctuations d'hormones et à la rigueur des protocoles.

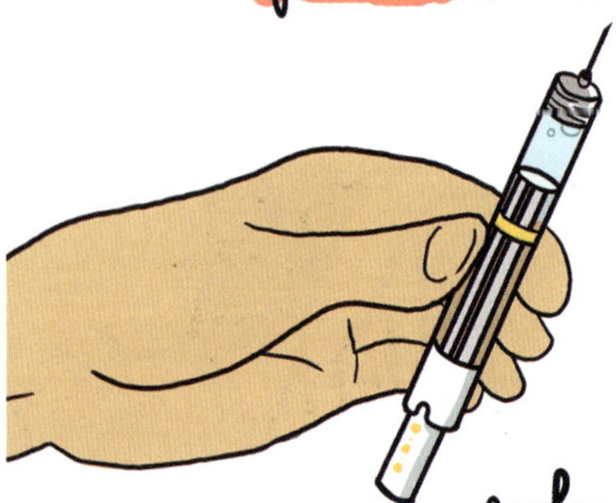

Il est vrai aussi qu'arrêter d'y penser n'est pas une mauvaise idée, mais il apparaît que, même avec toute la bonne volonté du monde, c'est mission impossible.

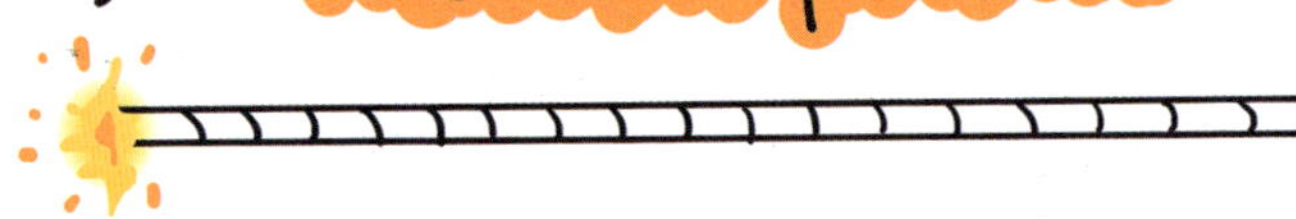

Voyons pourquoi :

Pour commencer, un protocole de stimulation ovarienne demande une gestion de l'emploi du temps HYPER-MÉGA-GIGA chronométrée. Eh oui ! Il va falloir courir d'un point à un autre en gardant le rythme !!

Le réveil sonne.

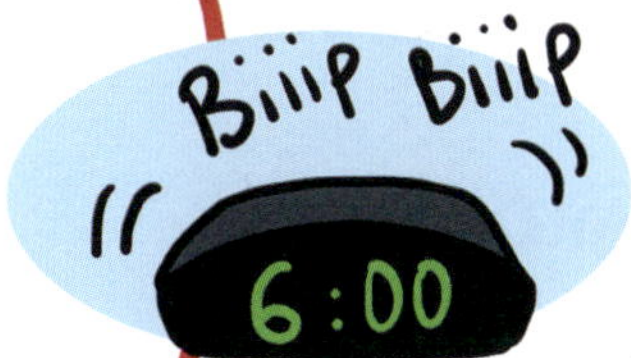


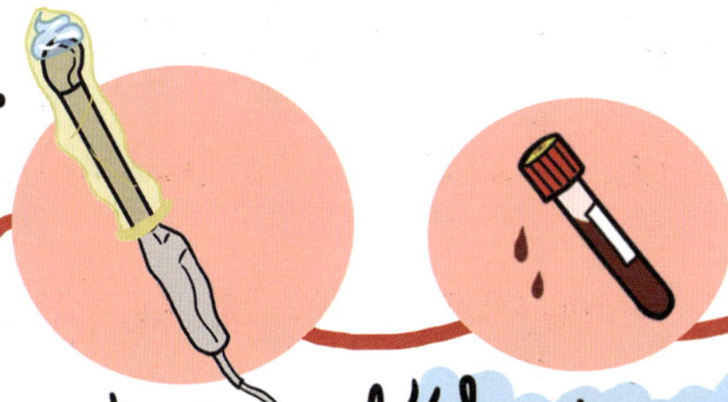

En route pour l'écho de contrôle ou la prise de sang, et les jours où on a "du bol", LES DEUX !!

Quand c'est fini, on file au travail ou aux occupations qui nécessitent notre présence, en espérant ne pas arriver trop tard...

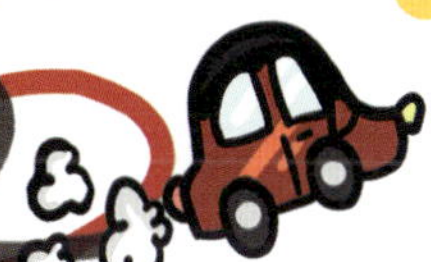

En fin de matinée, on vérifie les mails/appels pour connaître le dosage du jour.

Et sur le chemin du retour, en fin de journée, on pense au moment où l'on va se piquer, parce qu'il ne faut pas se rater !

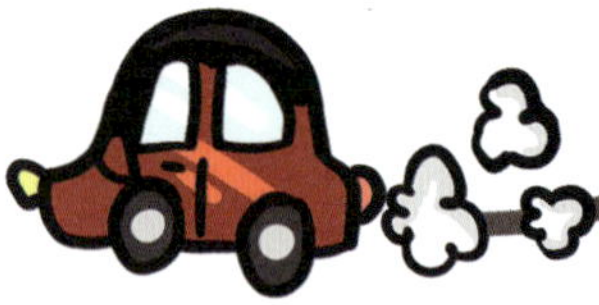

Le moment venu, on effectue un acte pas du tout naturel (se planter une aiguille dans le ventre) ou une/un infirmière/ier le fait, donc double organisation.

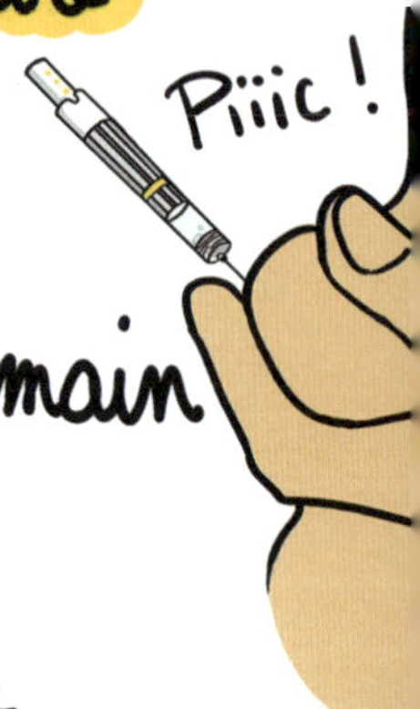


Et c'est reparti le lendemain ou le surlendemain avec une ou l'intégralité de ces étapes.

Ne pas y penser en se lavant.

Ne pas y penser en ouvrant le réfrigérateur.

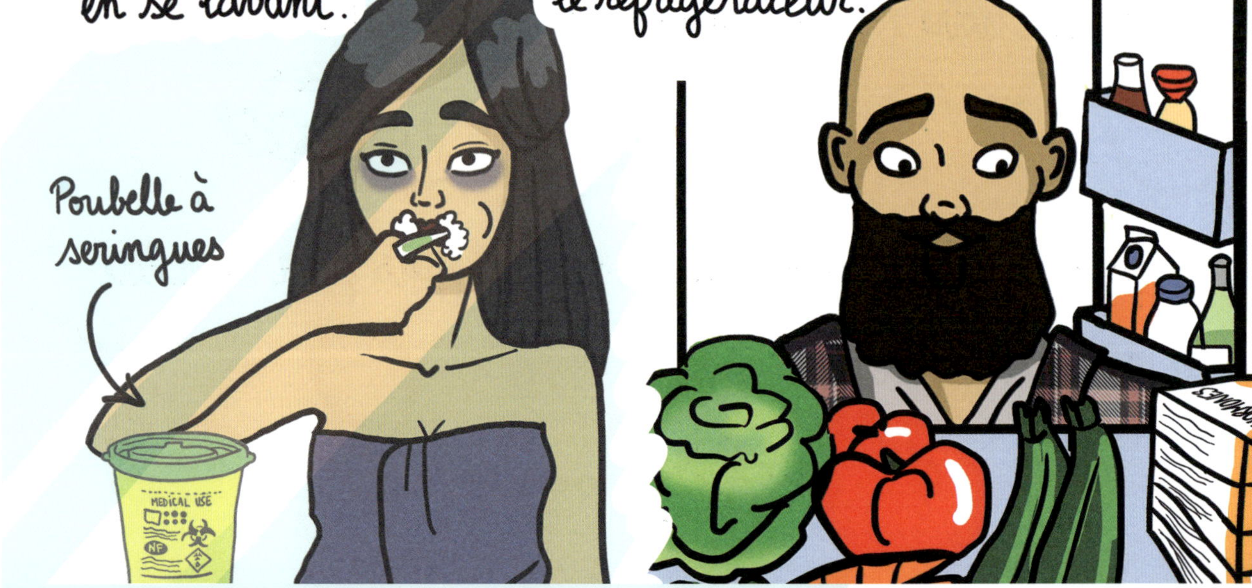

## Thème 5 : Intimité, sexualité ... et PMA

Entrer en PMA, par le biais des différents examens qui constituent le bilan d'infertilité, va rapidement vous faire abandonner une chose à laquelle vous êtes certainement attachés : votre **intimité**.

Madame va subir un si grand nombre d'échographies que son entre-jambe lui semblera être un hall de gare.

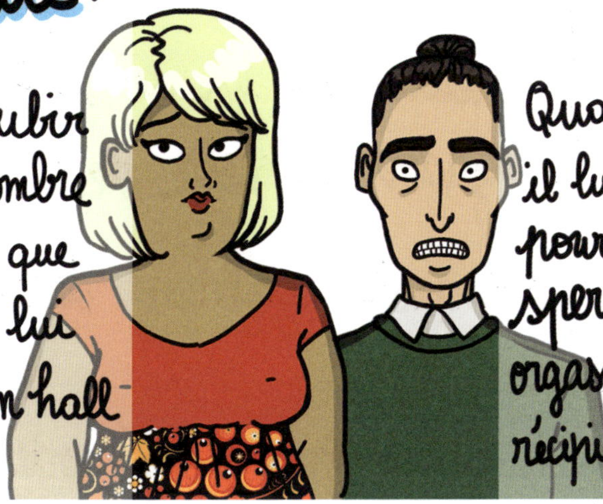

Quant à Monsieur, il lui sera demandé pour les recueils de sperme d'avoir un orgasme dans un petit récipient au laboratoire.

Mais une fois toutes ces étapes franchies, vient le moment fatidique de la perte de spontanéité sexuelle grâce au **Coït programmé !**

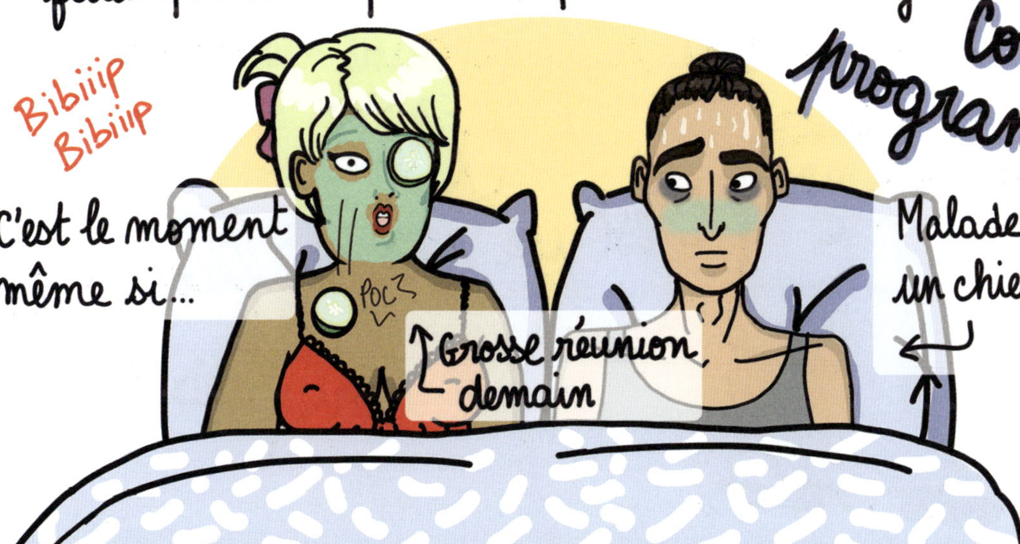
Bibiiip
Bibiiip
C'est le moment même si...
POC
Grosse réunion demain
Malade comme un chien

Parfois, on peut avoir l'impression d'être dépossédé de son corps, de ses envies, parce que l'ovulation a été déclenchée à un instant T et que le rapport sexuel doit avoir lieu, peu importe les contraintes extérieures.

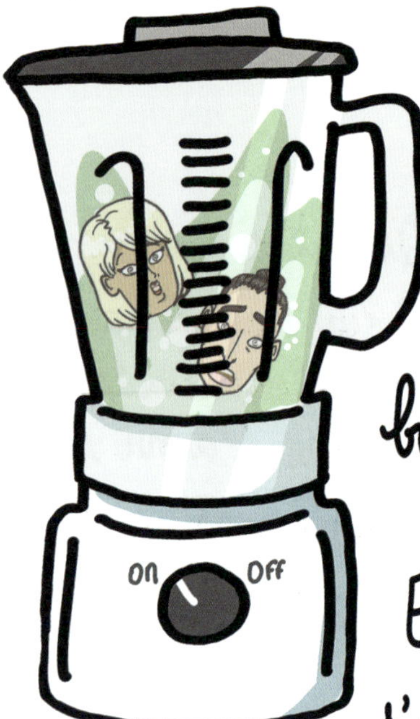
ON
OFF

D'autres fois, on a l'impression d'être seulement un ingrédient dans la grande recette de la vie dont les biologistes semblent détenir le secret.

Et dans certaines périodes, le calendrier s'invite sous la couette, profitant de la moindre envie pour se rappeler au couple en lui hurlant presque dans les oreilles :

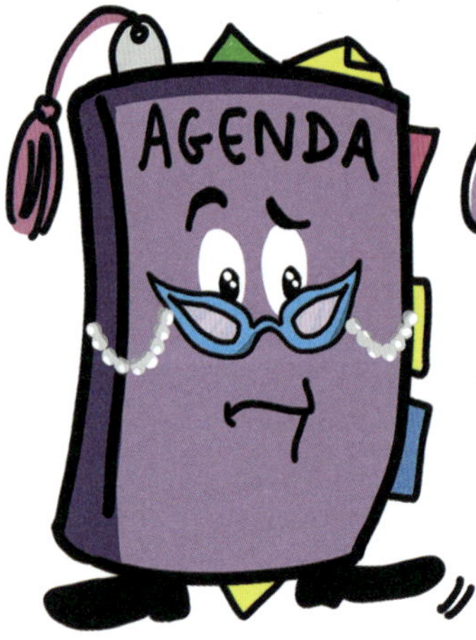
AGENDA
Et là ?
C'est un rapport fécondant, ou pas ?!

Mais avant d'être des « parents en attente d'un enfant », n'oubliez pas que vous êtes un couple et que vous vous aimez. Alors, pensez à ne pas **vous** oublier.

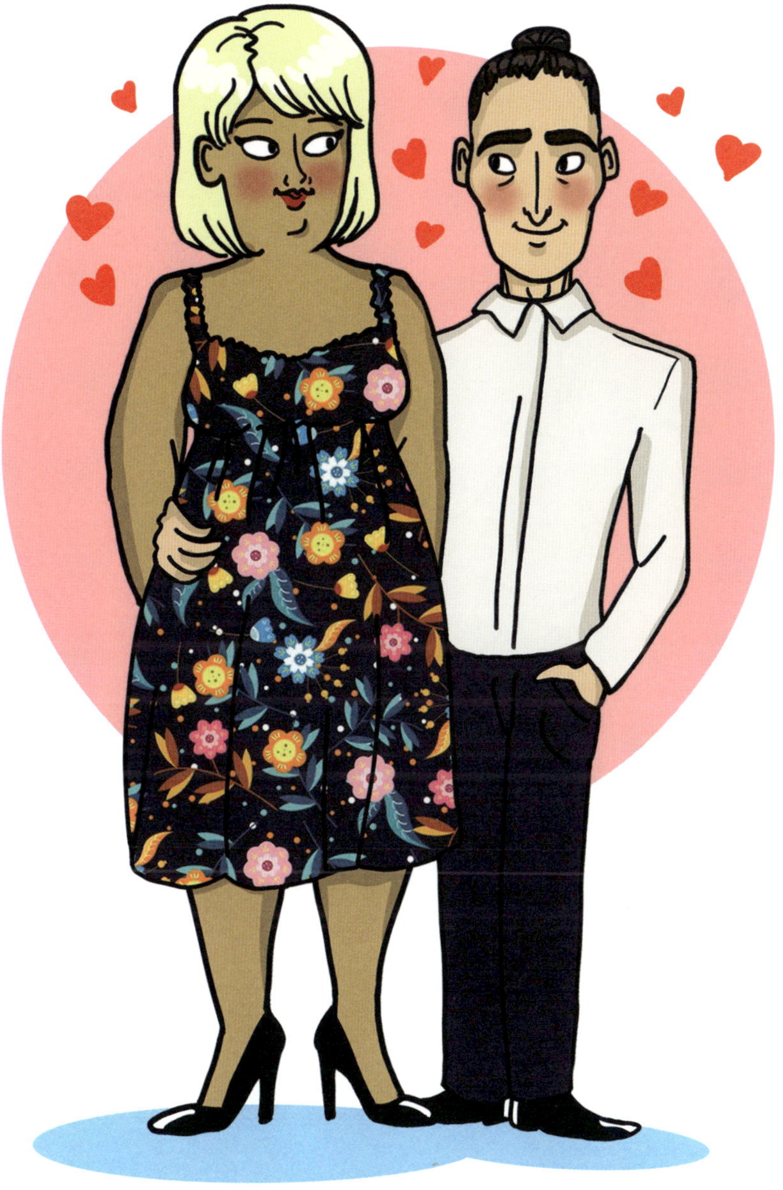

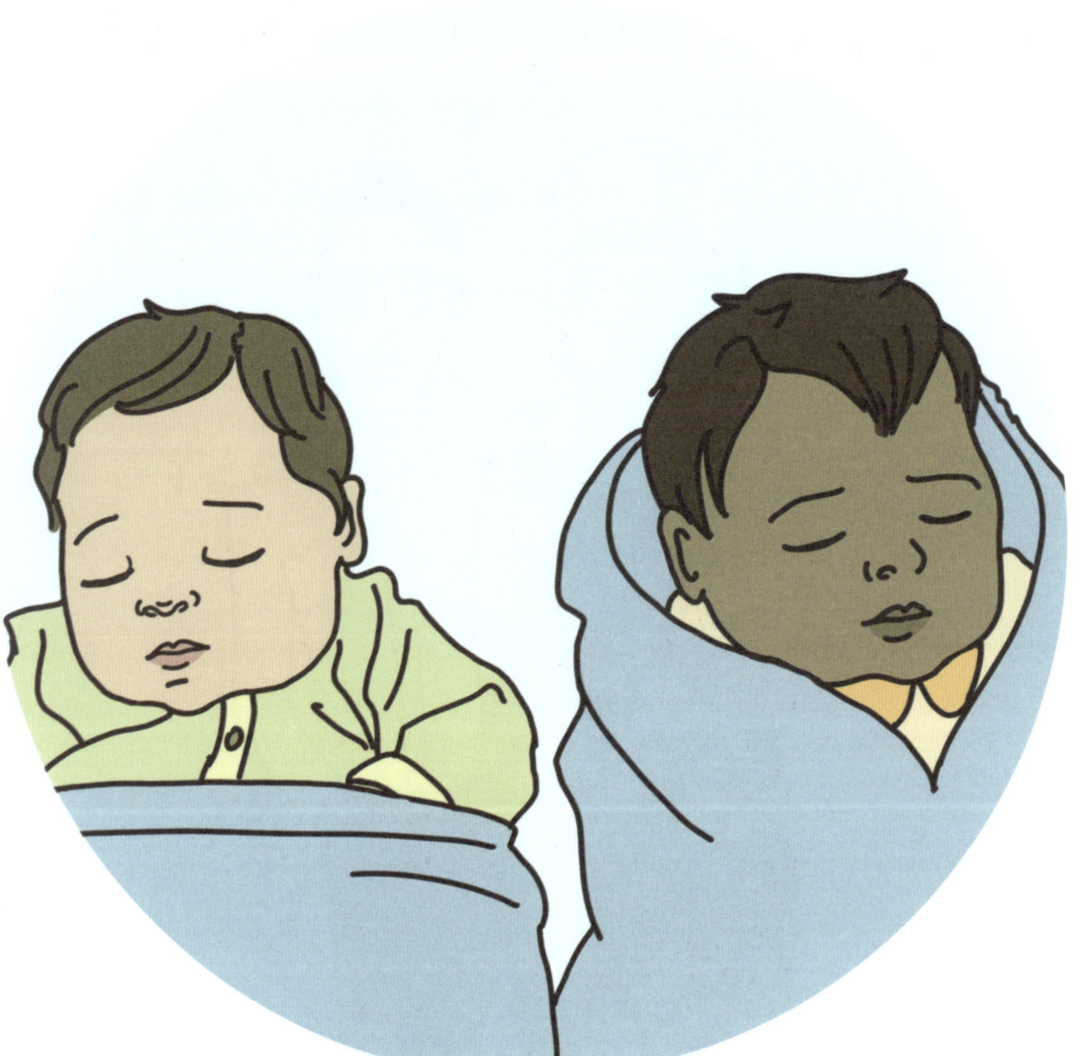

Chapitre 4 :

# Mieux vivre son parcours PMA

# La PMA et les médecines douces

Parce que l'on peut souvent avoir le sentiment de subir les protocoles de PMA et d'être impuissant devant l'enchaînement des événements, il est possible de faire appel aux médecines douces pour se « reconquérir » et prendre soin de soi. Voici quelques options envisageables :

## L'ostéopathie

AGENDA en moyenne 1 à 3 séances — 40 à 60€

En travaillant sur les tensions physiques et la mobilité des organes, l'ostéopathie peut aider à la fécondation ou la nidation chez la femme et influer au niveau testiculaire ou de la prostate pour l'homme.

## L'acupuncture

AGENDA durée du traitement variable — 25 à 150€

Reconnue par l'OMS depuis 1996, l'acupuncture permet de réduire le stress, améliorer le sommeil, aider à la digestion et réduire les effets secondaires de certains traitements.

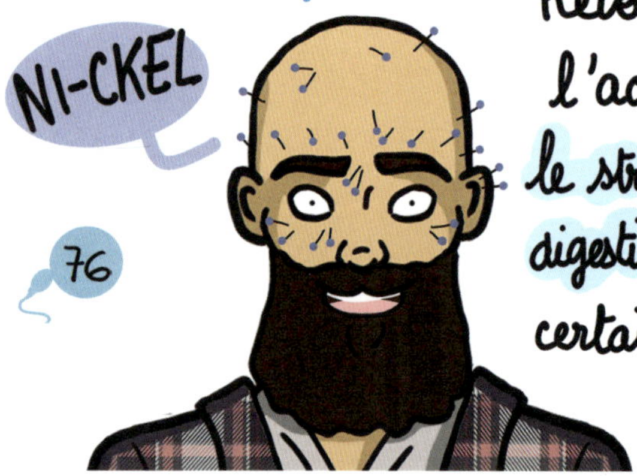

# Les méthodes de relaxation

## La sophrologie

première séance d'1h30, puis 1h — 31 à 50€ puis 40€

Cette méthode de relaxation physique et mentale permet de de se reconnecter à son corps et d'appréhender le quotidien avec plus d'optimisme et moins de pression.

## L'hypnose

la séance — 50€ à 120€

En faisant appel à votre subconscient, l'hypnose vous permet de vous détacher un peu de votre parcours tout en surmontant les épreuves liées à la PMA. Vous apprenez à lâcher prise et devenez une petite plume portée par le vent !

## La méditation

à pratiquer où et quand on veut

La méditation permet de se recentrer sur le moment présent et et donc d'aborder avec plus de sérénité les différentes étapes du parcours.

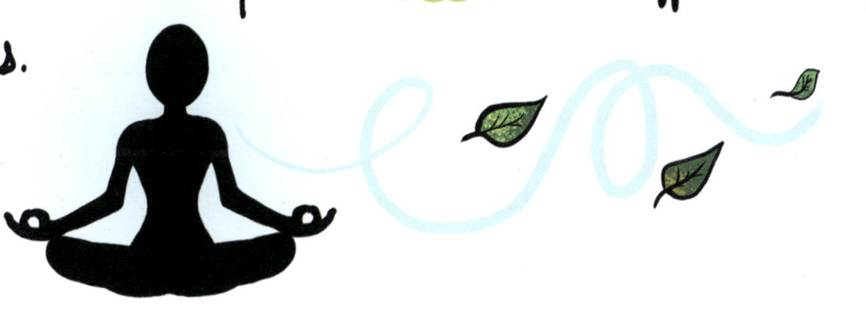

# Quelques conseils pour mieux vivre votre parcours PMA

Gérez votre stress.

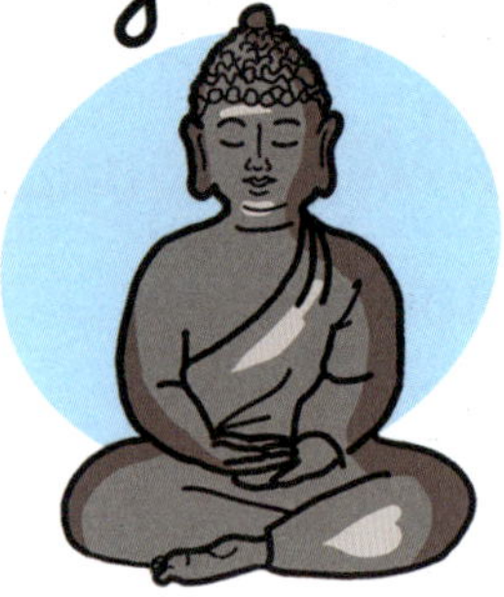

Évitez de tomber dans la culpabilité.

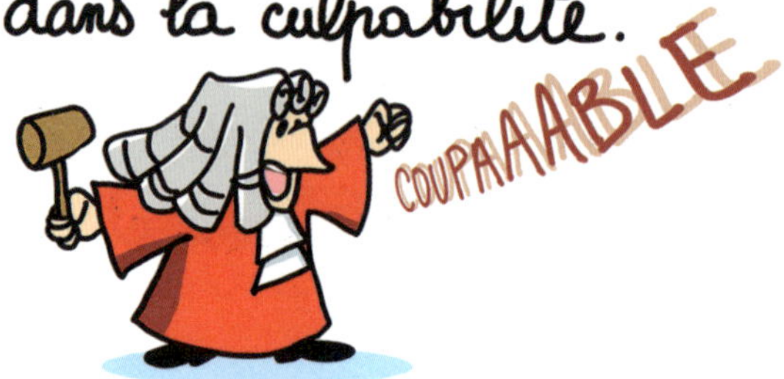


Protégez votre couple.

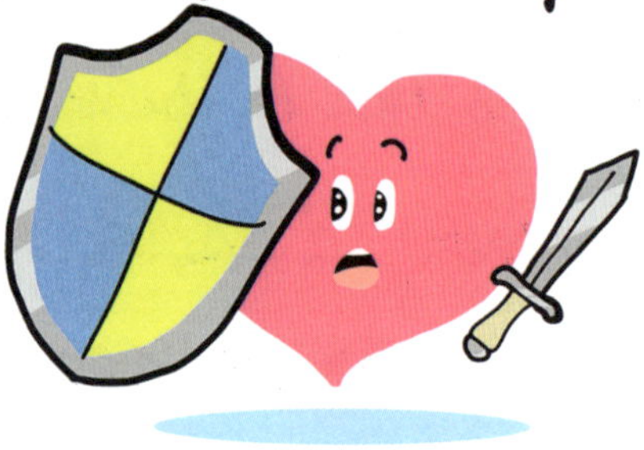

Prenez soin de vous.

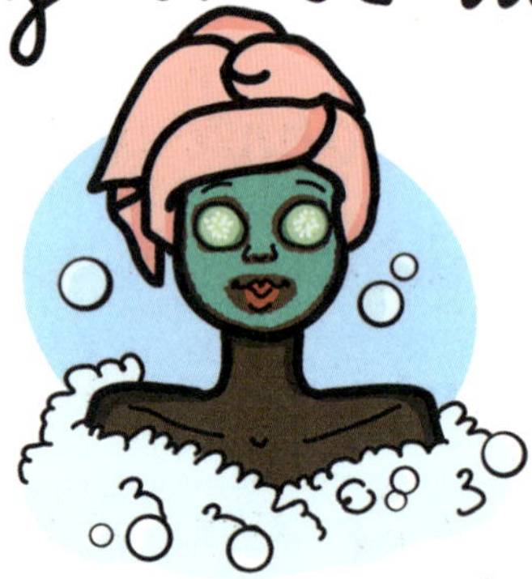

Mettez de la distance entre vous et vos pensées négatives.

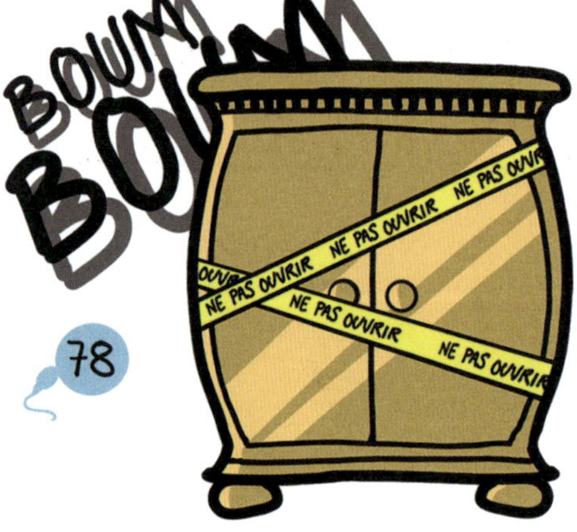


Faites-vous confiance.

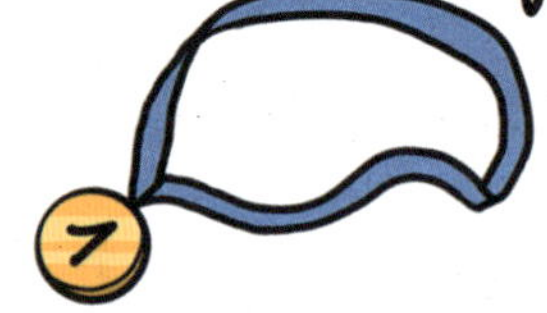

Avancez ensemble.

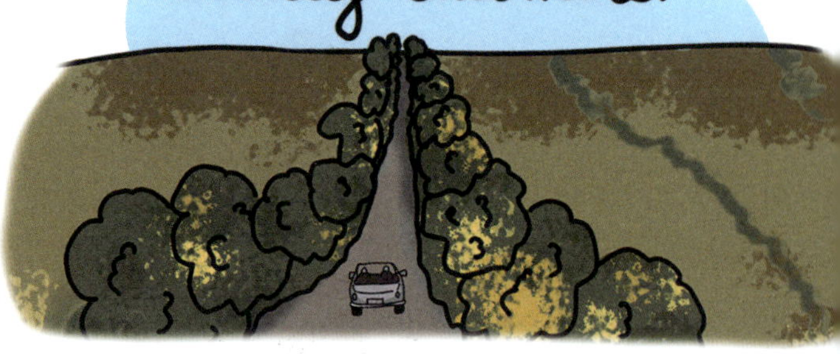

Aidez-vous l'un l'autre.

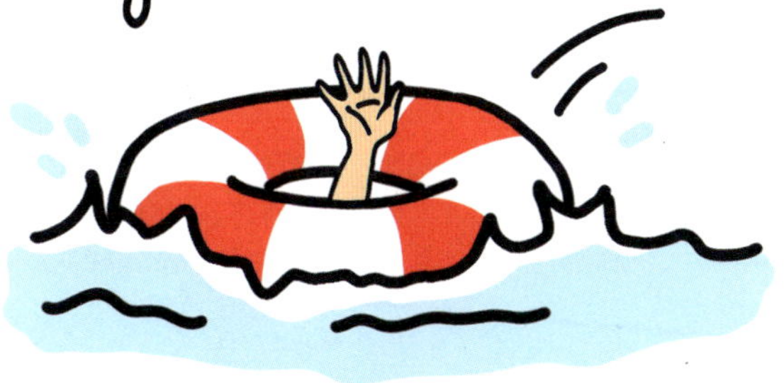

Posez des limites.

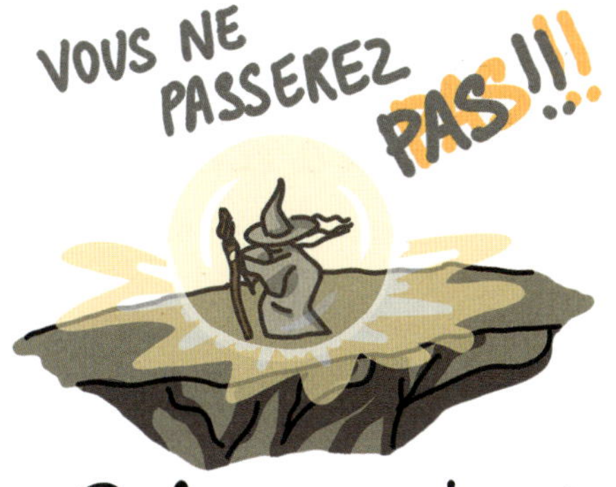


Prenez du temps à deux.

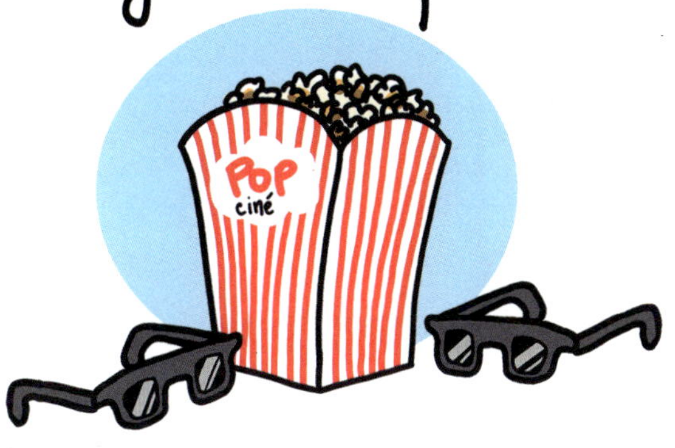


Parlez-en à votre entourage.

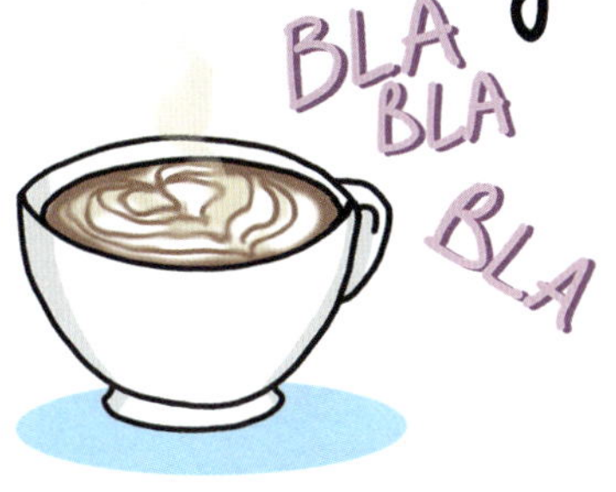


Faites vous plaisir.

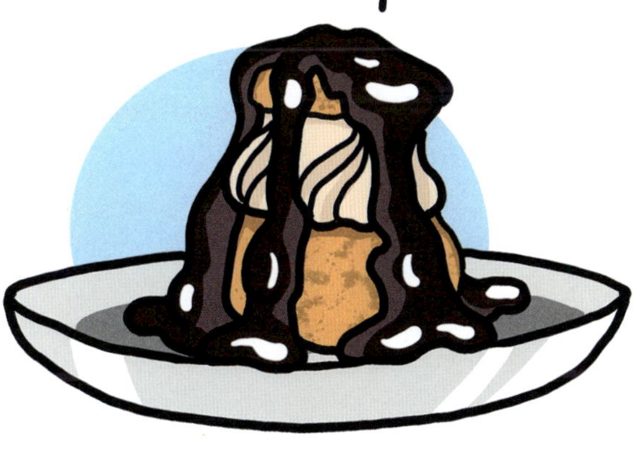

Parlez aussi d'autres choses avec vos amis.

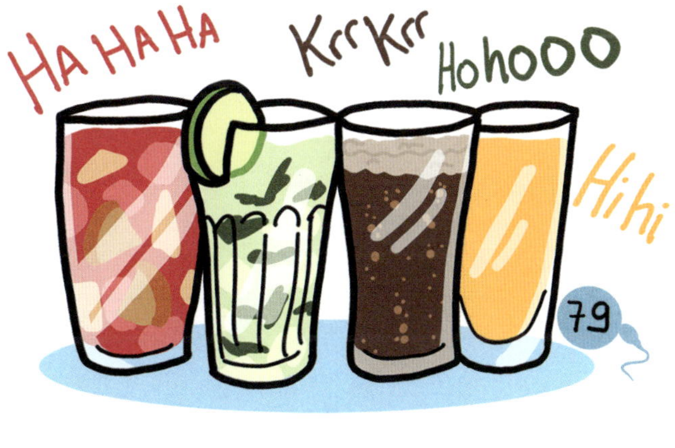

# La parole aux "PMEttes" & Co

Si parfois un sentiment de solitude réussit à s'installer, n'oubliez pas que vous n'êtes pas seuls dans ce parcours. N'hésitez pas à échanger !

## #TUSAISQUETUESENPMAQUAND

#TUSAISQUETUESENPMAQUAND

Quand la secrétaire médicale t'appelle par ton nom dès que tu entres dans la pièce et sans avoir lu ton dossier.

#TUSAISQUETUESENPMAQUAND

Quand tu sors plus souvent ta carte vitale que ta carte bleue ! 😂

#TUSAISQUETUESENPMAQUAND

Quand tu as installé 5 applis d'ovulation, 2 applis pour contrôler ton sommeil, et 3 applis de méditation.

#TUSAISQUETUESENPMAQUAND

Quand tu attends devant le labo dès 7h alors qu'il n'ouvre qu'à 7h30 pour passer en premier et ne pas arriver en retard au travail.

#TUSAISQUETUESENPMAQUAND

Quand tu connais les horaires de toutes les pharmacies du quartier.

#TUSAISQUETUESENPMAQUAND

Quand le médecin a plus souvent vu ton intimité que ton mari dans la semaine.

#TUSAISQUETUESENPMAQUAND

quand tu as enregistré dans ton téléphone les numéros de la gynéco, du labo, du 2ème labo, de l'anesthésiste, de la pharmacie, de l'ostéo, de l'acupuncteur, etc ...

#TUSAISQUETUESENPMAQUAND

Quand tu es devenue une championne des acronymes !

# Ressources utiles

**Dans ce parcours de PMA, vous n'êtes pas seuls et de nombreuses ressources en ligne vous permettront d'en apprendre davantage et d'échanger autour de ce que vous vivez !**

## Sites web

### Procreation-medicale.fr
Il s'agit du site officiel consacré à la PMA qui est édité par l'Agence de Biomédecine. Il vous permettra, entre autres, de vous tenir informés des avancées concernant la loi Bioéthique.

### Bamp.fr
L'association Collectif Bamp est une association de personnes infertiles et stériles ayant recours à l'AMP et de parents d'enfants nés via une AMP avec ou sans don de gamètes. Les objectifs de cette association sont de témoigner, informer, agir sur tous les sujets relatifs à l'AMP, accompagner et soutenir avant, pendant et après un parcours d'AMP.

### Fiv.fr
Créé par un couple d'anciens patients, ce site est dédié à la Fécondation In Vitro et plus généralement à la PMA : visites de centres, témoignages, articles...

### BabyHope.fr
Baby Hope est une boutique en ligne regroupant des articles pour vous accompagner sur le chemin vers la maternité : bouillottes post ponction, trousses isotherme pour transporter vos traitements, des box, des cosmétiques naturels, des cours en ligne de sophrologie et yoga de la fertilité...

### Ifivgood.com
Cette marketplace regroupe de nombreux produits dédiés à la PMA : cartes étapes, carnets, piluliers, coaching...

## Espaces d'échange

### Groupe privé Facebook - Les fivettes : facebook.com/groups/lesfivettes
Sur ce groupe privé (tous les messages et votre inscription sont invisibles par vos proches), vous trouverez un espace d'entraide tant pour le quotidien de « PMette » que pour les moments de blues et de joie.

### Forum.fiv.fr
Il s'agit du plus grand forum francophone sur la PMA, l'inscription est anonyme mais vos messages seront visibles de tous. N'hésitez donc pas à le parcourir, beaucoup de sujets y sont traités !

## Instagram

### Perlesdefertiles
Parce que ceux que nous côtoyons ne pèsent pas toujours leurs paroles devant nous. Vous retrouverez donc ici un florilège de phrases entendues tant par la famille, les proches, les collègues et aussi les professionnels de santé.

### PMA.man
À travers le parcours de M et L, découvrez en BD des témoignages et explications concernant la PMA (en France). Compte témoignage de l'auteure, Marion Salvat.

### PMAnecdotes
Le meilleur du pire des anecdotes sur la PMA, ou comment les paroles des proches, de l'entourage et du corps médical peuvent blesser.

## Podcasts

### Sur le FIV
Ce podcast est dédié à la PMA. Présenté par Marie, en PMA depuis 2 ans, qui souhaite libérer la parole sur un sujet encore trop tabou, et permettre à toutes les femmes, à tous les couples, tous les accompagnants d'élever leur voix pour lever le voile sur ce parcours encore trop opaque.

### Alors C'est Pour Bientôt ?
Ce podcast parle de PMA et de maternité quand ça ne marche pas comme on se l'imaginait et est présenté par Anne-Fleur, tous les mercredis.

## Retrouvez Marion Salvat

www.marionsalvat.fr

@marionsalvatauteur

@marion_salvat

@marion_salvat

Nous remercions chaleureusement
les **Professeurs Frydman** et **Olivennes**,
les **Docteurs Kazdar** et **Cassuto** et **Mme Rio**
pour leurs précieux conseils.

Remerciements particuliers au
**Docteur Véronique Divry**
**Gynécologue-obstétricien**
**spécialiste en traitement de l'infertilité (PMA)**
**Centre Procreo-Lyon**
qui a relu et corrigé le contenu médical de cet ouvrage,

ainsi qu'à **Louis**, **Annick**, **Marie R**, **Marie H**, **Virginie** et **Dimitri**.

# Table des matières

**Deuxième édition - mars 2021**

Imprimé en Europe
Dépôt légal : septembre 2020
ISBN : 978-2-9563461-8-0

Discus Éditions
www.discus-editions.com

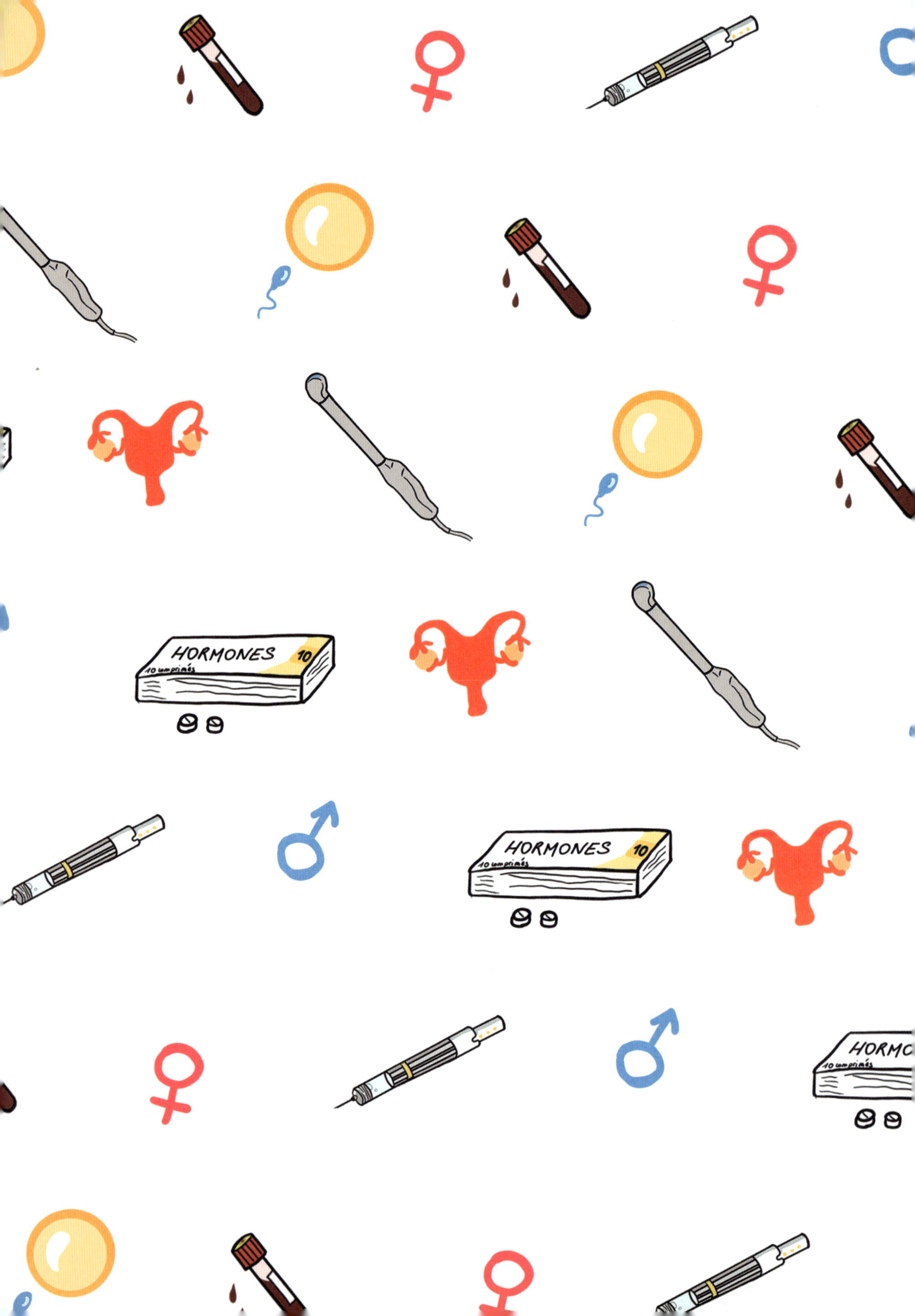
HORMONES
10
10 comprimés
HORMONES
10
10 comprimés